湘雅名医答疑
外伤与康复 180 问

主　编　周建大
副主编　丁波泥　周　勇　徐　丹　刘爱华
审　校　李　萍　曹　科
绘　图　贺　斌

科学出版社
北　京

内 容 简 介

本书深入浅出且全面地阐述了外伤与康复知识。从皮肤软组织、骨与关节、颅脑与脊柱、胸腹部损伤及多发伤5个方面进行剖析，介绍了常见外伤的损伤机制、临床症状、治疗原则、预后与康复，重点讲解了伤员病情的轻重缓急和现场急救方法，并以问答形式解答了广为关注的外伤与康复疑惑。全书共有180问，书末附有伤残程度分级和职工工伤与职业病致残等级。

本书可供骨科医师、在校学生及其他各界社会人员阅读。

图书在版编目（CIP）数据

湘雅名医答疑：外伤与康复180问/周建大主编. —北京：科学出版社，2019.11

ISBN 978-7-03-063013-1

Ⅰ.①湘… Ⅱ.①周… Ⅲ.①外伤–诊疗–问题解答②外伤–康复–问题解答 Ⅳ.① R64-44

中国版本图书馆CIP数据核字（2019）第246177号

责任编辑：杨卫华 杨小玲／责任校对：张小霞
责任印制：吴兆东／封面设计：龙 岩

科学出版社 出版
北京东黄城根北街16号
邮政编码：100717
http://www.sciencep.com

涿州市般润文化传播有限公司印刷
科学出版社发行 各地新华书店经销
*
2019年11月第 一 版 开本：720×1000 1/16
2025年 9 月第三次印刷 印张：10
字数：156 000
定价：58.00元
（如有印装质量问题，我社负责调换）

序

人体的外伤与感染在外科疾病中占据重要的地位，如何让大众能更多地懂得人体外伤的急救与康复知识，最大限度地获得更好的治疗，合理优化医疗资源，减少医疗消耗，达到最佳的治疗效果，一直是我国政府和广大医务工作者努力的方向。此书通过问答的形式，浅显生动地介绍了人体外伤康复的基本常识及理论，着重讲述外伤的急救、治疗、预后及康复，解答了人们日常生活中常见的疑问及困惑，不仅适用于在校医学生和基层医院的全科医生，同时适用于普通大众。

初阅此书，便觉得小巧精炼，有别于外科学专业书籍。此书编排新颖，采用专业目录及问答式目录相结合模式，顿时让人觉得这是一本贴近生活而又不失专业的好书。诚然，此书还需不断地完善与发展，不断地汲取大家的宝贵意见，以便与时俱进。

中国工程院院士
创伤修复首席科学家
2019 年 8 月

目 录

第一章 人类"面子"工程——皮肤软组织损伤与感染 ········· 1
一、概述 ············· 1
问1：皮肤软组织损伤与感染常见的类型有哪些？ ········· 1
二、皮肤软组织损伤 ············ 2
（一）挫伤 ············ 2
1. 病因和临床表现 ············ 2
2. 治疗 ············ 2
问2：碰撞后皮肤淤青肿胀该如何处理？ ········· 2
问3：皮肤擦伤时有很多异物该如何处理？ ········· 2
问4：外伤后应该冷敷还是热敷？为什么？ ········· 3
问5：皮肤损伤后可以做哪些理疗？ ········· 3
（二）扭伤与关节拉伤 ············ 3
1. 病因和临床表现 ············ 3
2. 治疗 ············ 3
问6：关节扭伤后是否要就医？ ········· 3
问7：关节扭伤后疼痛该如何处理？ ········· 3
问8：关节扭伤、拉伤后何时可以进行锻炼，如何锻炼？ ········· 4
（三）撕脱伤 ············ 4
1. 病因和临床表现 ············ 4
问9：皮肤撕脱伤严重吗？ ········· 4
2. 治疗 ············ 4
问10：撕脱的组织需要保留吗？该如何保留？ ········· 4
问11：皮肤撕脱后还能复原吗？ ········· 5

（四）切割伤与刺伤 ··· 5
  1. 病因和临床表现 ··· 5
  2. 治疗 ··· 5
    问 12：刺伤后能立即拔出刺物吗? ································ 5
    问 13：刺伤后该如何止血? ·· 6
    问 14：受伤后需要自己冲洗吗? ····································· 6
    问 15：锋利的物品刺伤或割伤后该如何处理? ················ 6
    问 16：被有锈或很脏的物品割伤或刺伤后该怎么办? ···· 6

（五）异物存留 ··· 6
  1. 病因和临床表现 ··· 6
  2. 治疗 ··· 7
    问 17：异物进入体内后都应该做手术吗? ······················ 7
    问 18：颜面部有异物急诊该如何处理? ·························· 7
    问 19：哪些方式可以祛除面部的异物呢? ······················ 7
    问 20：外伤伤口愈合后再次反复流脓，是否有异物残留呢? ··· 7

（六）咬蜇伤 ··· 8
  1. 人、兽咬伤的临床表现和治疗 ····································· 8
    问 21：兽咬伤后该如何处理? ······································· 8
    问 22：斗殴时被人咬伤后要注射狂犬病疫苗吗? ·········· 8
    问 23：为什么皮肤破损后必须要注射破伤风抗毒素? ··· 8
    问 24：如果对破伤风抗毒素过敏还能注射吗? ·············· 8
    问 25：有没有不需要做皮试的破伤风抗毒素? ·············· 8
  2. 蛇咬伤的临床表现和治疗 ··· 9
    问 26：毒蛇咬伤该如何治疗? ······································· 9
  3. 蜈蚣咬伤的临床表现和治疗 ··· 9
    问 27：蜈蚣咬伤该如何治疗? ······································· 9
  4. 蜜蜂蜇伤的临床表现和治疗 ··· 10
    问 28：蜂蜇伤后该如何治疗? ······································· 10
    问 29：蚊虫叮咬后该如何处理? ··································· 10

（七）烧伤 ·· 10
  1. 概述 ·· 10

问30：60℃的水能造成烫伤吗?··································10
　　　问31：热水袋、电热毯、暖贴（暖宝宝）、烤火箱会造成烧伤吗?········11
　2. 烧伤面积··11
　3. 烧伤深度的识别··11
　　　问32：什么叫严重烧伤?··12
　4. 烧伤现场急救··12
　　　问33：烧伤后能用水淋吗?··13
　　　问34：化学物质烧伤后能用水淋吗?······································13
　　　问35：烧伤后哪些情况应去医院治疗?···································13
　　　问36：烧伤后需要注射破伤风抗毒素吗?································13
　　　问37：皮肤没有被烧伤，只是吸入一些浓烟需要住院吗?············13
　　　问38：电击后如果没有伤口需要看医生吗?·····························13
　5. 烧伤治疗··13
　　　问39：民间有哪些处理烧伤的方法？都正确吗?······················14
　　　问40：烧伤后的水疱能挑破吗?··14
　　　问41：烧伤后会留疤吗?··14
　　　问42：如何祛除瘢痕?···14
三、浅表软组织感染···14
　（一）临床常见的浅表软组织感染类型··15
　　　问43：浅表软组织外伤后一定会感染吗?·······························16
　（二）常见的浅表软组织感染的鉴别··16
　　　问44：什么情况下怀疑浅表软组织出现了感染?······················16
　　　问45：皮肤外伤时可以准备哪些家用药物?····························17
　（三）甲沟炎与脓性指头炎··17
　　　问46：手指拔了倒刺后红、肿该怎么办?································17
　（四）蜂窝织炎和脓肿···17
　1. 蜂窝织炎···17
　　　问47：皮肤红、肿、痛都是感染吗？还有哪些疾病会导致皮肤红、肿?···18
　2. 脓肿···18
　　　问48：什么情况不能进行脓肿切开手术?·······························18
　（五）溃疡···18

1. 概述 ··· 18
   问 49：长期卧床患者如何预防皮肤溃疡？··· 19
2. 治疗 ··· 19
   问 50：皮肤溃疡的早期该如何治疗？··· 19
   问 51：皮肤溃疡长期不愈会癌变吗？什么情况该警惕发生了癌变？该如何处理？··· 20

第二章　接骨连筋的艺术——骨和关节损伤及血管损伤 ·········· 21
一、骨和关节损伤 ··· 21
（一）概述 ··· 21
问 1：外伤后什么情况该考虑有骨折？该如何自救？··························· 21
问 2：关节脱臼（脱位）后有哪些不适？需要手术治疗吗？·················· 22
（二）临床常见的骨关节损伤 ··· 23
1. 小儿最常见的骨关节损伤 ··· 23
   问 3：小儿最常见的骨关节损伤有哪些？该如何处理？······················ 24
   问 4：小儿摔倒时大人突然拉扯，导致小儿手肘不能伸直怎么办？····· 25
   问 5：小时候肘关节受伤了，为什么长大后会形成肘内翻畸形呢？····· 25
   问 6：小儿下肢骨折后会影响身高吗？··· 26
2. 老年人最常见的骨关节损伤 ··· 26
3. 成人最常见的骨关节损伤 ··· 26
   问 7：遇到习惯性肩关节脱位该怎么办？··· 27
   问 8：关节镜如何治疗肩关节脱位？有哪些优缺点？························· 29
   问 9：骨折的内固定器材都需要取出吗？··· 29
（三）难愈性骨折 ·· 30
1. 股骨颈骨折 ··· 30
2. 胫骨中下段骨折 ·· 30
   问 10：哪些部位的骨折难愈合？·· 31
   问 11：什么叫骨折延迟愈合或骨折不愈合？······································ 31
   问 12：为什么有些部位的骨折难愈合？··· 31
   问 13：什么样的骨折属于难愈性骨折？··· 32
   问 14：骨折后一定要补钙吗？··· 32
   问 15：骨折后应该如何补充营养？·· 32

（四）运动相关性关节损伤 ·· 33
1. 肱骨外上髁炎 ··· 33
问 16：您了解网球肘吗? ··· 33
2. 狭窄性腱鞘炎 ··· 33
3. 腱鞘囊肿 ··· 34
问 17：腱鞘囊肿如何诊断与治疗? ····································· 34
4. 膝关节韧带损伤 ··· 34
5. 半月板损伤 ·· 35
问 18：运动中膝关节受伤引起疼痛肿胀后，我们应该学会骨科医师做的
哪些特殊物理检查? ··· 35
问 19：为什么足球、篮球运动员容易发生前交叉韧带及半月板损伤? ······ 36
问 20：前交叉韧带及半月板损伤术后治疗需要注意的问题有哪些? 如何
进行术后康复? ··· 36
问 21：如果因为前交叉韧带及半月板撕裂需要手术治疗，选择什么样的
手术方式最微创? ·· 37
6. 跟腱损伤 ··· 37
问 22：刘翔的跟腱怎么了? ··· 37

（五）其他常见的骨关节疾病 ··· 38
1. 肩周炎 ·· 38
问 23：长期打麻将容易引起肩周炎吗? 患了肩周炎该怎么锻炼? ······ 38
2. 骨关节炎 ··· 39
问 24：中老年人逐渐出现的膝关节疼痛、不适，甚至关节肿胀考虑是什么
问题? 如何确诊? ·· 39
问 25：关节内长了骨刺怎么办? ·· 40
问 26：骨关节炎在什么情况下需要人工关节置换? ··············· 40

（六）骨关节损伤并发症 ··· 41
1. 早期并发症 ·· 41
2. 晚期并发症 ·· 41

二、血管损伤 ··· 42
（一）概述 ·· 42
（二）分类 ·· 42

（三）临床表现 ··· 43
　　1. 出血 ·· 43
　　2. 休克 ·· 43
　　3. 血肿或搏动性肿块 ·· 43
　　4. 肢体肿胀 ··· 43
　　5. 肢体缺血表现 ··· 43
（四）诊断 ·· 44
　　问 27：哪些部位的骨折容易发生大血管损伤？ ·························· 44
（五）抢救与治疗 ·· 44
　　问 28：大血管损伤时该如何自救？如何正确使用身边的物品处理急性
　　　　　大出血？ ·· 45
　　问 29：进行人造血管移植后应该注意什么？ ····························· 46
　　问 30：肢体肿胀严重时，医生为什么要将其切开呢？ ····················· 46
　　问 31：是什么原因导致腿上的血管像蚯蚓一样呢？ ····················· 47
　　问 32：哪些人容易出现下肢静脉曲张？如何预防？ ····················· 47
　　问 33：一条腿肿，另一条腿不肿该怎么办？ ····························· 48
　　问 34：下肢深静脉血栓形成会危及生命吗？它有什么并发症吗？ ······· 48
　　问 35：下腔静脉滤器是什么？什么情况下需要使用？ ····················· 49
　　问 36：下肢深静脉血栓形成需要卧床休息吗？ ··························· 50
　　问 37：下肢深静脉血栓恢复期如何使用弹力袜？ ························· 50
　　问 38：周围血管相关的疾病通常会导致哪些不适？该做哪些检查来确诊？·· 50

第三章　人体"司令部"的挑战——颅脑、脊柱和脊髓损伤 ·············· 51
一、颅脑损伤 ·· 51
（一）概述 ·· 51
　　1. 病因 ·· 52
　　2. 临床表现 ··· 52
　　　问 1：头部受伤后看起来没事就真的没事了吗？ ························· 53
　　　问 2：脑外伤昏迷后清醒意味着好转吗？ ································ 53
　　3. 检查 ·· 53
　　　问 3：脑外伤后应做哪些常规检查？ ···································· 53
　　4. 治疗 ·· 54

问 4：若无明显外伤，怎样判断颅脑损伤的严重程度? ……………… 54
（二）头皮损伤 ……………………………………………………………… 54
　　1. 头皮血肿 ……………………………………………………………… 55
　　　　问 5：头被撞肿了要不要紧? …………………………………… 55
　　2. 头皮裂伤 ……………………………………………………………… 56
　　　　问 6：头皮裂伤一定会出很多血吗? …………………………… 56
　　3. 头皮撕脱伤 …………………………………………………………… 57
　　　　问 7：撕脱的头皮还能用吗? …………………………………… 57
　　　　问 8：您知道常按摩头皮的妙用吗? …………………………… 57
（三）颅骨损伤 ……………………………………………………………… 58
　　　　问 9：头部受到撞击时最容易发生骨折的部位是哪? …………… 58
　　1. 线性骨折 ……………………………………………………………… 59
　　2. 凹陷性骨折 …………………………………………………………… 60
　　3. 预防 …………………………………………………………………… 61
　　　　问 10：如何预防颅骨损伤? ……………………………………… 61
　　4. 治疗 …………………………………………………………………… 62
　　　　问 11：颅骨骨折需要手术治疗吗? ……………………………… 62
　　　　问 12：应该如何照顾颅骨骨折患者? …………………………… 62
（四）脑损伤 ………………………………………………………………… 62
　　1. 脑震荡 ………………………………………………………………… 63
　　　　问 13：脑震荡会导致失忆吗? …………………………………… 63
　　　　问 14：脑震荡的急救方法是什么? ……………………………… 63
　　2. 脑挫裂伤 ……………………………………………………………… 64
　　3. 弥漫性轴索损伤 ……………………………………………………… 66
　　4. 脑干损伤 ……………………………………………………………… 66
　　　　问 15：脑损伤会使患者变成"植物人"吗? …………………… 67
　　　　问 16：脑损伤的预后怎么样? …………………………………… 67
　　　　问 17：哪种类型的脑损伤易致死? ……………………………… 67
　　　　问 18：脑损伤后如何进行早期康复治疗? ……………………… 68
　　　　问 19：为何脑干损伤危害性更大? ……………………………… 68
（五）颅内血肿 ……………………………………………………………… 68

1. 硬脑膜外血肿 69
   问 20：硬脑膜外血肿需要手术治疗吗? 70
2. 硬脑膜下血肿 70
3. 脑内血肿 71
4. 脑室内出血与血肿 71
5. 迟发性外伤性颅内血肿 72
   问 21：脑外伤后即去医院做检查，发现没啥问题就不用再管了吗? 72
(六) 开放性颅脑损伤 72
   1. 非火器所致开放性颅脑损伤 73
   2. 火器所致开放性颅脑损伤 74
   问 22：脑组织外露时该怎么办? 75
   问 23：您知道子弹射进头部还不死的人吗? 75
(七) 闭合性颅脑损伤 76
   1. 发病机制 76
   2. 直接暴力造成的颅脑损伤 77
   3. 间接暴力造成的颅脑损伤 78
   问 24：对于颅脑外伤应该如何进行现场急救? 79

二、脊柱和脊髓损伤 80
(一) 脊柱损伤 80
   1. 脊柱的解剖 80
   问 25：脊柱是怎样构成的，包含哪些结构? 81
   问 26：脊柱的生理弯曲是如何形成的? 81
   2. 脊柱的退行性病变 81
   问 27：为什么腰椎间盘突出症除了腰痛以外还会有大腿麻木等不适呢? 82
   问 28：椎间盘突出症都必须通过手术治疗吗? 82
   问 29：目前治疗腰椎间盘突出症的方法有哪些? 其适合的人群有哪些? ... 83
   问 30：颈椎病病因有哪些? 83
   问 31：颈椎病主要有哪些表现? 84
   问 32：如何预防颈椎病，做颈椎操有用吗? 85
   问 33：为什么颈部、背部损伤的人员不能立即搬动，而要等专业人员
        来搬运呢? 86

3. 脊柱骨折 ··· 86
 问 34：脊柱损伤后该如何搬运？ ··· 86
4. 脊柱的保健 ·· 87
 问 35：脊柱手术后该如何康复？ ··· 87
 问 36：如何使我们的脊柱更硬朗？ ··· 87
5. 日常生活中的腰背痛 ·· 87
 问 37：如何减轻腰背痛的发作频率？ ······································· 87
 问 38：是否所有的腰背痛都可以进行推拿按摩？ ···················· 88

（二）脊髓损伤 ··· 89
1. 脊髓损伤的分类 ·· 89
 问 39：脊柱损伤后为什么不能自己控制大小便？ ···················· 89
 问 40：脊柱损伤后为什么会截瘫？ ··· 89
2. 临床表现 ·· 89
 问 41：高位截瘫或低位截瘫分别在什么情况下出现？各有什么表现？ ······ 89
3. 治疗 ·· 90
 问 42：截瘫后该如何护理？ ··· 90

第四章 "隐蔽战线"的战斗——胸腹部损伤的诊断与治疗 ································ 91

一、胸部损伤 ··· 91
（一）概述 ··· 91
1. 发生率和死亡率 ·· 91
 问 1：胸外伤有多常见？ ··· 91
2. 特点和分类 ·· 91
 问 2：胸外伤有哪些特点？如何分类？ ····································· 91
3. 急救处理原则 ·· 92
 问 3：如何判断胸外伤是否危及生命？ ····································· 92
 问 4：如何对胸外伤患者进行现场急救处理？ ·························· 92
4. 胸外伤剖胸探查适应证 ·· 93
 问 5：哪些胸外伤需要紧急手术治疗？ ····································· 93

（二）肋骨骨折 ··· 93
1. 致伤原因 ·· 93
 问 6：哪些情况下容易发生肋骨骨折？ ····································· 93

2. 临床表现 ··· 94
　　问 7：肋骨骨折后会有哪些表现? ····································· 94
3. 治疗原则 ··· 95
　　问 8：肋骨骨折该如何治疗? 是否都要进行手术? ··················· 95
（三）创伤性气胸 ·· 96
1. 概述及临床表现 ··· 96
　　问 9：什么是闭合性气胸、开放性气胸和张力性气胸? ············· 96
　　问 10：气胸还能怎么分类? ··· 97
　　问 11：什么是创伤性气胸? 严重吗? ································ 97
　　问 12：胸部没有开放性损伤就一定没有气胸吗? ··················· 98
2. 急救处理措施及治疗原则 ·· 98
　　问 13：遇到以下几种气胸该如何处理? ····························· 98
（四）其他胸部器官损伤处理原则 ··· 98
1. 血胸 ·· 98
　　问 14：什么是血胸? 该如何处理? ··································· 98
2. 肺和气管损伤 ··· 100
　　问 15：常见的肺损伤有哪些? 该如何处理? ······················· 100
　　问 16：为什么会有气管的损伤? 该如何处理? ···················· 100
3. 心脏损伤 ··· 101
　　问 17：心脏损伤多由什么原因引起? 处理方法有哪些? ········· 101

二、腹部损伤 ··· 101
（一）概述 ··· 101
1. 发生率、死亡率和发病原因 ·· 101
　　问 18：腹部损伤的发生概率如何? 常见的发病原因有哪些? ···· 101
2. 分类及特点 ··· 102
　　问 19：腹部损伤有什么特点? ······································ 102
3. 临床表现 ··· 103
　　问 20：腹部损伤的主要症状有哪些? 是否都很严重? ············ 103
4. 诊断 ··· 103
　　问 21：发生腹部损伤后一般需要做哪些检查? ··················· 103
5. 处理原则 ··· 104

问 22：发生腹部损伤后该如何处理，是否需要手术？ ……………………… 104
（二）常见腹腔脏器损伤的诊治 …………………………………………… 105
  1. 脾破裂 …………………………………………………………………… 105
    问 23：脾破裂的发生率是多少？该如何处理？ ……………………… 105
  2. 肝破裂 …………………………………………………………………… 105
    问 24：肝破裂后死亡率高吗？该如何处理？ ………………………… 105
  3. 肠破裂 …………………………………………………………………… 106
    问 25：不同部位的肠破裂都一样严重吗？ …………………………… 106
  4. 肠外溢 …………………………………………………………………… 107
    问 26：受伤后发现肠道外露，是否可以塞回腹腔？该如何处理？ … 107
  5. 肾脏损伤 ………………………………………………………………… 107
    问 27：外伤后尿血、尿不出是怎么回事？ …………………………… 107

第五章　"保命"第一的原则——多发伤的诊断和救治 …………………… 109
一、多发伤概述 …………………………………………………………………… 109
（一）定义 …………………………………………………………………… 109
  问 1：什么叫多发伤？ …………………………………………………… 109
  问 2：多发伤是怎么造成的？ …………………………………………… 109
（二）流行病学 ……………………………………………………………… 109
（三）特点 …………………………………………………………………… 110
  问 3：多发伤有什么特点？ ……………………………………………… 110
  问 4：什么是多发伤的"黄金抢救时间"？ ……………………………… 111
（四）临床特征 ……………………………………………………………… 111
  问 5：多发伤有哪些临床特征？ ………………………………………… 111
（五）诊断标准 ……………………………………………………………… 112
  问 6：如何进行多发伤的诊断？诊断标准是什么？ …………………… 112
  问 7：多发伤的死亡率高吗？哪些多发伤易致死？ …………………… 113
二、多发伤典型病例分析 ………………………………………………………… 114
（一）车祸多发伤 …………………………………………………………… 114
  问 8：车祸最容易造成哪些损伤？ ……………………………………… 114
（二）刀刺伤 ………………………………………………………………… 115
  问 9：哪些部位的刀刺伤易危及生命？ ………………………………… 115

（三）爆震伤 ··· 115
问 10：什么情况下会导致爆震伤？为什么爆震伤易致人死亡？ ············· 115
三、多发伤的院前评估与救治 ··· 116
（一）院前伤情评估原则 ··· 116
问 11：院前伤情评估需遵循什么原则？ ··· 116
（二）院前伤情评估要点 ··· 116
问 12：如何向"120"报警求救？ ·· 116
（三）现场救治原则 ··· 117
问 13：多发伤救治的原则是什么？ ·· 117
（四）现场救治过程 ··· 117
问 14：如何进行多发伤的现场救治？ ·· 117
（五）多发伤的检查及检验 ··· 118
（六）多发伤的治疗原则 ··· 118
（七）多发伤的预后 ··· 118
问 15：多发伤的预后怎么样？ ·· 118
四、伤残评定与工伤鉴定 ·· 119
（一）概述 ··· 119
问 16：交通事故致外伤后怎样做伤残评定？ ·· 119
问 17：哪些情况适用于工伤鉴定？ ·· 119
问 18：伤残评定与工伤鉴定有什么区别？ ·· 119
（二）等级划分 ··· 120
问 19：如何进行伤残等级划分？ ·· 120
问 20：如何进行工伤等级划分？ ·· 120
问 21：伤残评定与工伤鉴定是等级越高致残越严重，还是越低越严重？ ·· 120
问 22：如果对伤残评定与工伤鉴定的结果不服怎么办？ ···················· 120

附录一　伤残程度分级 ·· 121

附录二　职工工伤与职业病致残等级 ·· 132

后记 ·· 143

第一章
人类"面子"工程——皮肤软组织损伤与感染

一、概　述

人类的"面子"通常是指人体的皮肤及皮肤软组织。人体的皮肤、皮下组织、肌肉、肌腱、韧带、关节囊、周围神经和血管等统称为皮肤软组织。皮肤软组织最常见的病变是损伤与感染。

皮肤软组织损伤是指由各种急性外伤、慢性损伤及自身疾病等所造成的皮肤软组织的病理损害，临床表现为疼痛、肿胀、畸形及功能障碍。

皮肤软组织感染是指由各种细菌、特异性菌株等病原菌引起的皮肤软组织的炎症反应。

问1：皮肤软组织损伤与感染常见的类型有哪些？

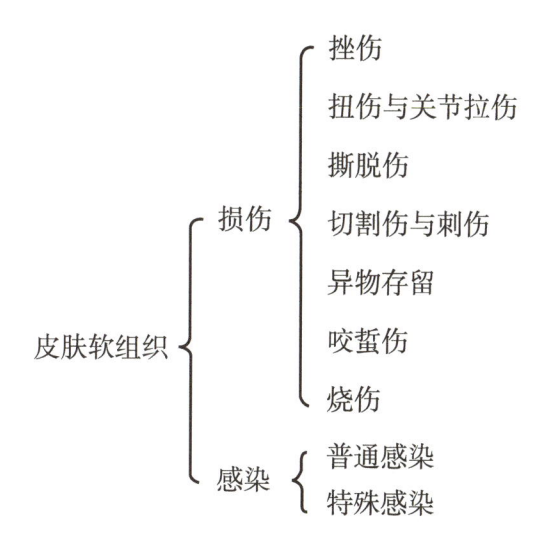

皮肤软组织
- 损伤
  - 挫伤
  - 扭伤与关节拉伤
  - 撕脱伤
  - 切割伤与刺伤
  - 异物存留
  - 咬蜇伤
  - 烧伤
- 感染
  - 普通感染
  - 特殊感染

二、皮肤软组织损伤（skin and soft tissue injury）

钝性暴力导致的皮肤软组织闭合性损伤常见的有皮肤软组织挫伤、扭伤与关节拉伤；锐器所致的损伤常见的有软组织切割伤与刺伤；另外，还有其他因素造成的皮肤撕脱伤、异物存留、咬蜇伤及烧伤等。皮肤软组织损伤的表现与损伤程度有关，生活中损伤程度较轻的皮肤软组织损伤可以采用理疗方法促进康复，如中医理疗、红外线理疗、热敷、冷敷等；损伤程度较重时，如有出血、休克，必须首先止血及治疗休克；有筋膜间隙综合征和挤压综合征者，应及时处理；开放性创伤，除表浅的擦伤及小的刺伤外，应尽早做外科清创处理并进行预防破伤风的常规处理。

（一）挫伤（contusion）

1. 病因和临床表现

皮肤软组织挫伤是由钝性暴力导致的皮肤软组织的闭合性损伤。其临床特点为皮肤无裂口，局部肿胀、青紫、皮下淤血和疼痛，压痛明显，严重者可导致肌纤维撕裂、深部血肿形成、神经和血管损伤及关节活动障碍。

2. 治疗

问 2：碰撞后皮肤淤青肿胀该如何处理？

皮肤软组织挫伤后淤青肿胀，一般在早期 24 小时内局部不宜使用活血化瘀的药物。如无外伤出血，局部可采取冷敷；如有较大血肿，可穿刺抽血后加压包扎，以减少组织内出血和淤血。24 小时后再热敷和理疗，以促进炎症消退。

问 3：皮肤擦伤时有很多异物该如何处理？

如果擦伤面积较大，嵌入较多的泥、沙等异物，应彻底清洗，以免感染或因异物残留导致色素沉着或瘢痕形成。清创时应认真将异物剔出，用生理盐水冲洗，如果没有生理盐水，也可用冷开水或自来水等清洁水源，然后进行创面涂药。创面用药可以初步分为两大类：一类是干性的，包括云南白药粉、莫匹罗星软膏等；另一类是湿性的，如湿润烧伤膏等。

人类"面子"工程——皮肤软组织损伤与感染

问 4：外伤后应该冷敷还是热敷？为什么？

一般来说，外伤后早期（24 小时内）冷敷或冰敷，能促使局部血管收缩，控制小血管出血和减轻张力，达到消肿镇痛的功效；24 小时后应热敷，可以扩张血管、改善局部血液循环、促进局部组织细胞代谢，有益于快速恢复。热敷本身也可缓解肌肉痉挛，促进炎症及淤血的吸收。

问 5：皮肤损伤后可以做哪些理疗？

皮肤损伤后可以采用干扰电疗法、超声疗法、传导热疗法、水疗法、冷冻疗法、运动疗法、拔罐疗法及电子生物反馈疗法。干扰电疗法特别适用于局部血运障碍性损伤；超声疗法适合于皮肤冻伤、扭挫伤；传导热疗法、水疗法、冷冻疗法、运动疗法、拔罐疗法、电子生物反馈疗法也可以治疗皮肤损伤。

（二）扭伤与关节拉伤（sprain and joint pull）

1. 病因和临床表现

扭伤与关节拉伤也是钝性暴力导致的一种常见的软组织闭合性损伤。局部常表现为青紫、皮下淤血，关节疼痛、肿胀明显，并伴有关节活动障碍；严重者可出现关节脱位、滑膜软骨损伤甚至撕脱性骨折。当出现撕脱性骨折时，可通过 X 线检查发现骨片分离。

2. 治疗

问 6：关节扭伤后是否要就医？

关节扭伤早期可以行关节 X 线检查，如果没有骨折，可以按照 PRICE 原则进行处理，即保护（protect）、休息（rest）、冰敷（ice）、压迫（compression）、抬高（elevation）。必要时可以口服活血化瘀的药物，24 小时后外涂活血化瘀的药物。如果有骨折则需进行相应的处理。

问 7：关节扭伤后疼痛该如何处理？

关节扭伤早期患者可能感觉疼痛剧烈，快速予以冰敷可以减少血管扩张，起到消肿镇痛的功效。如有四肢关节扭伤，需固定伤肢关节 2 周；如有撕脱性骨折，需根据损伤情况制动 3～4 周或进行手术复位治疗；伴有重要肌腱、神经、血管损伤者，需采取手术修复；严重损伤时还需预防性使用抗生素抗感染。

问 8：关节扭伤、拉伤后何时可以进行锻炼，如何锻炼？

急性期不宜进行功能锻炼，肿胀、疼痛消失后可逐渐进行功能锻炼，而且功能锻炼必须循序渐进。早期功能锻炼采用被动方法，在关节活动范围内做被动屈伸、旋转、牵拉等活动，这样可以较好地减轻和松解粘连；后期功能锻炼以主动进行关节的屈伸、旋转活动为主。

（三）撕脱伤（avulsion）

1. 病因和临床表现

外力作用导致皮肤和皮下组织从深筋膜深面或浅面强行剥脱，同时伴有不同程度的软组织碾挫损伤，如图 1-1 所示。根据撕脱的皮肤软组织是否与组织相连分为完全性撕脱与不完全性撕脱。

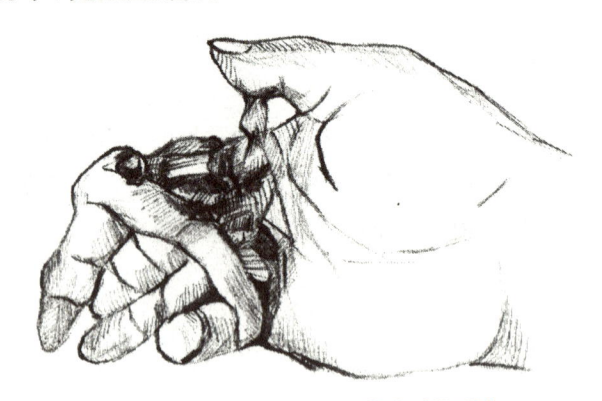

图 1-1　右手 2、3、4、5 指皮肤撕脱伤

问 9：皮肤撕脱伤严重吗？

撕脱伤的损伤范围较大，并且出血量大，严重时可伴有出血性休克的表现，可造成肌肉、肌腱、神经、血管、骨及关节的损伤，并伴有全身的多发伤，所以皮肤撕脱伤一般较严重。

2. 治疗

问 10：撕脱的组织需要保留吗？该如何保留？

急救时使用无菌敷料进行包扎止血，并且保留撕脱组织，立即送往医院进行救治。

问 11：皮肤撕脱后还能复原吗？

由于撕脱伤损伤严重，大部分情况下都需要进行手术修复，在手术过程中，可以保留有活力的组织，清创后将组织回植缝合；对于无活力的组织，术中予以清除，根据损伤的情况等可考虑进行一期或二期手术修复。术后根据病情进行适宜的康复，如抗瘢痕治疗、功能锻炼、整形手术等。

撕脱伤一般都需要全身使用有效的抗生素预防感染，并注射破伤风抗毒素或破伤风免疫球蛋白预防破伤风感染，另外，要对患者进行对症支持治疗。

（四）切割伤与刺伤（incised wound and stab injury）

1. 病因和临床表现

切割伤与刺伤常为锐器所造成的人体损伤。常见的锐器有刀、剪、钉、玻璃、竹片等。切割伤造成的伤口通常为线状或唇状、边缘较整齐（图 1-2），伤口疼痛明显，可导致严重的出血，甚至出现休克表现；刺伤皮肤伤口小，出血多不严重，但伤口内可形成血肿，伤口较深时，可伤及深部组织，造成胸腹腔内脏器损伤或伴有骨质损伤。如伤及大血管，可有大量失血、面色苍白、脉搏细速等休克表现；伤及重要神经时，可有感觉和运动功能异常；肌腱断裂时，可有相应的运动障碍，如图 1-2 所示。

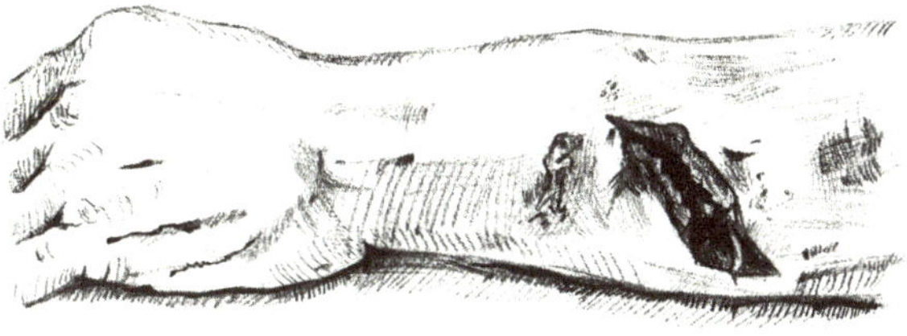

图 1-2　左前臂切割伤

2. 治疗

问 12：刺伤后能立即拔出刺物吗？

被物品刺伤后，不应立即拔出，首先要确认是否刺入重要脏器或大血管，如果有这种情况，必须立即手术，并且需在医务人员的指导下视情况拔出。

问 13：刺伤后该如何止血？

皮肤小刺伤一般为毛细血管损伤，出血较缓慢，清洗伤口后，加压包扎止血即可。躯干部位的伤口出血均可采用压迫止血。如为四肢伤口大的出血，可以就近利用干净物品包扎伤口，进行压迫止血；如果出血量较大，可以在伤口的近心端绑上止血带或有弹力的绷带等物品，但持续捆绑时间不宜超过 1 小时，应尽快就医止血，持续捆绑时间超过 1 小时可能造成肢体远端缺血坏死。

问 14：受伤后需要自己冲洗吗？

对于小的伤口，完整取出刺入物后，可以挤压出少许血液，应用清水及络合碘消毒伤口，进行包扎；对于大的伤口，不要自己清洗，应立即前往医院，急救人员根据伤口情况使用无菌生理盐水、过氧化氢溶液（双氧水）或络合碘冲洗伤口。

问 15：锋利的物品刺伤或割伤后该如何处理？

一般情况下，探查伤口后如伤口较浅，清创后即可缝合伤口；当有重要血管、神经、肌腱损伤时，需进行修复或结扎止血、神经肌腱吻合、关节部位石膏固定制动等相应处理，如无特殊情况，术后 2 周开始适当地进行患肢的功能锻炼。

问 16：被有锈或很脏的物品割伤或刺伤后该怎么办？

被有锈或脏的异物刺伤后，如伤口污染严重，需在清创后保持伤口开放 24～72 小时，确认无明显感染后，再行二期缝合。如果伤口较深，必要时需进行伤口扩创，术后常规应用抗生素预防感染及注射破伤风抗毒素预防破伤风。

（五）异物存留（foreign body retention）

1. 病因和临床表现

异物是指从外界进入人体的固体物质。根据异物能否透过 X 线，分为不透光性异物和透光性异物，分别为铁屑、弹片等金属物及纱布、木片、玻璃碎片等，如图 1-3 所示。人体对异物的反应与异物的性质、有无感染及组织的特性有关，一般机体对动物性异物反应剧烈，对植物性异物反应次之，对非电解质金属反应最小。临床一般无明显表现，部分患者表现为伤口出血、疼痛或经久不愈的感染；表浅者可触及异物；如损伤重要神经、肌腱、血管，则出现相应的症状。

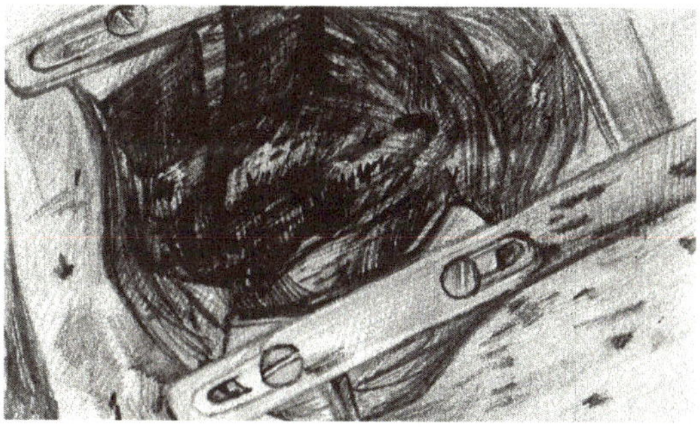

图 1-3 右大腿炭渣异物

2. 治疗

问 17：异物进入体内后都应该做手术吗？

急性开放性伤口内的异物，应争取在清创时一起取出，必要时进行 X 线定位后取出，术后应用抗生素和破伤风抗毒素。有时可先将表浅异物取出，待情况好转后再将深部异物取出。对于伤口已愈合者，如果异物导致严重的疼痛、感染或影响机体功能，甚至危及生命时，应设法取出；如果身体深部的异物位于重要部位且已被包裹，长期存在且无症状，可不作处理，须长期观察。

问 18：颜面部有异物急诊该如何处理？

颜面部的异物严重影响患者的外貌及美观，在清创缝合前，可以通过 X 线或 B 超确认有无异物并进行定位，术中尽量取出深部异物后缝合。但对于广泛的表浅异物，如煤矿爆炸导致的颜面部异物残留，一般情况下无法全部取出，仅能取出一些较大的颗粒，后期可以湿润烧伤膏暴露外用进行药物性清创治疗，尽量减少异物残留。

问 19：哪些方式可以祛除面部的异物呢？

表浅的异物可以采取激光治疗或浅表皮肤的磨削治疗，这样能减少色素，改变其对外观的影响。深部的异物需评估其对患者造成影响的严重程度，必要时采用手术的方式取出异物。

问 20：外伤伤口愈合后再次反复流脓，是否有异物残留呢？

伤口缝合后，反复流脓可能是伤口内异物残留或伤口感染，也可能是缝线线头残留，如通过换药处理没有好转，则需要通过手术取出。

(六) 咬蜇伤 (bite injury)

1. 人、兽咬伤的临床表现和治疗

人、兽咬伤对组织有切割和撕扯的作用，并且细菌、异物及传染病均可经过伤口进入患者体内。损伤部位常有较广泛的组织水肿、疼痛、皮下出血、血肿甚至大出血，一般可看见齿痕，且伤口深而不规则，严重者可伴有伤口挫裂或撕裂伤。有条件时宜观察咬人的人或兽有无传染病。

问21：兽咬伤后该如何处理？

表浅而小的伤口可不清创，酒精消毒后进行包扎。深的伤口宜彻底清除异物和坏死组织，依次使用大量生理盐水、过氧化氢溶液清洗，原则上不一期缝合伤口，清创术前应预防性使用抗生素。被兽咬伤者还需注射狂犬疫苗，常规注射破伤风抗毒素，破伤风抗毒素过敏患者也必须采用脱敏方式注射或使用人破伤风免疫球蛋白。

问22：斗殴时被人咬伤后要注射狂犬病疫苗吗？

人体的唾液中可能含有狂犬病病毒（由不经意的动物咬伤所传染），而相互抓伤处可经染有狂犬病病毒的唾液而感染，所以被人咬伤后也有必要注射狂犬病疫苗。

问23：为什么皮肤破损后必须要注射破伤风抗毒素？

开放性外伤（特别是创口深、污染严重者）有感染破伤风的危险时，应及时进行预防性注射破伤风抗毒素，皮肤破损者也同样需要。

问24：如果对破伤风抗毒素过敏还能注射吗？

注射部位出现皮丘增大、红肿、浸润，特别是形似伪足或有痒感者，为阳性反应，必须用脱敏法进行注射。如注射局部反应特别严重或伴有全身症状，如荨麻疹、鼻咽刺痒、喷嚏等，则为强阳性反应，应避免使用抗毒素。如必须使用，则应采用脱敏注射并做好抢救准备，一旦发生过敏性休克，立即抢救；或者直接选择注射人破伤风免疫球蛋白。

问25：有没有不需要做皮试的破伤风抗毒素？

破伤风抗毒素过敏者可以使用人破伤风免疫球蛋白。

2. 蛇咬伤（snake bite）的临床表现和治疗（表 1-1）

表 1-1　无毒蛇与有毒蛇咬伤的临床表现

	无毒蛇咬伤	有毒蛇咬伤
牙痕	1 排或 2 排细牙痕	1 对或 1～4 个大而深的牙痕
局部表现	局部损伤，可有感染	局部症状严重
全身表现	无全身中毒表现	全身中毒症状严重，可致死
蛇毒	无	(1) 呼吸麻痹、肌瘫痪（神经毒）（金环蛇、银环蛇、海蛇） (2) 组织坏死、脏器受损（血液毒）（竹叶青、五步蛇、蝰蛇） (3) 两者兼有（混合毒）

问 26：毒蛇咬伤该如何治疗？（表 1-2）

表 1-2　毒蛇咬伤治疗

局部处理	全身治疗
冷疗	服用蛇药
伤口近端 5～10cm 上止血带，防扩散	注射抗蛇毒血清（皮试）
高锰酸钾、双氧水、盐水冲洗伤口	应用抗破伤风血清及抗生素
切开伤口排毒，流血时忌切开	补液等支持治疗
局部注射，破坏残留蛇毒	必要时气管切开，上呼吸机
急救处理结束或服蛇药半小时后去除止血带	保护各脏器功能

3. 蜈蚣咬伤（centipede bite）的临床表现和治疗

蜈蚣咬伤后的局部症状表现为红肿、疼痛，皮肤上出现两个瘀点。热带大蜈蚣咬伤可致淋巴管炎和组织坏死或发生横纹肌溶解，甚至导致急性肾衰竭，有时整个肢体出现紫癜。全身症状可有发热、头晕、头痛、恶心、呕吐、呼吸加快、呼吸麻痹、出汗、痉挛、谵语、全身麻木甚至昏迷，偶有过敏性休克。

问 27：蜈蚣咬伤该如何治疗？

蜈蚣咬伤的治疗主要是立即用 0.5%～1% 普鲁卡因或 1% 依米丁进行局部

封闭,可镇痛并防止毒液进一步扩散,然后局部涂3%氨水或5%碳酸氢钠溶液,一般不必湿敷,以防发生水疱,还可以用季得胜蛇药、如意金黄散涂于患处,或用公鸡口水涂抹伤口处;注射破伤风抗毒素;全身症状明显时可用抗组胺药及蛇药片;出现严重中毒症状时要及时抢救。

4. 蜜蜂蜇伤的临床表现和治疗

蜜蜂蜇伤一般表现为局部红肿,数小时后自行消退,无全身症状。如果蜂刺留在伤口内,局部可引起化脓。黄蜂蜇伤全身反应较重,可引起头晕、恶心、呕吐等,严重者可出现休克、昏迷或迅速死亡,有的可发生血红蛋白尿,以致急性肾衰竭。过敏体质的人,即使被单一蜂蜇伤,也可出现荨麻疹、水肿、哮喘或过敏性休克。

问 28:蜂蜇伤后该如何治疗?

蜜蜂蜇伤可用弱碱性溶液(如2%～3%碳酸氢钠、肥皂水、淡石灰水等)外敷,以中和酸性毒素;黄蜂蜇伤则需要弱酸性溶液(如醋、0.1%稀盐酸等)中和。用小针挑拨或胶布粘贴法取出蜂刺,但不要挤压。局部症状较重者可采用火罐拔毒和局部封闭疗法,并予以镇痛药或抗组胺药。剧痛时可皮下注射吗啡、哌替啶(度冷丁)或普鲁卡因封闭。

问 29:蚊虫叮咬后该如何处理?

被蚊虫叮咬后,可以用肥皂或小苏打(碳酸氢钠)稀释后局部中和蚊虫的酸性毒素以减轻红肿,同时用绿药膏、花露水、无极膏、炉甘石洗剂等擦洗叮咬处进行止痒。如果皮肤并发感染可以用抗生素,如红霉素药膏涂抹在叮咬处。

(七)烧伤(burn)

1. 概述

由热力、电源、化学物质、激光或射线等导致的皮肤损伤称为烧伤。根据受伤原因可分为热烧伤、电烧伤及化学烧伤。

问 30:60℃的水能造成烫伤吗?

当皮肤接触近60℃的温度持续5分钟以上时,也有可能造成烫伤,这种烫伤称为"低温烫伤"。

人类"面子"工程——皮肤软组织损伤与感染

问31：热水袋、电热毯、暖贴（暖宝宝）、烤火箱会造成烧伤吗？

取暖设备虽然基础温度不高，但皮肤长时间接触高于体温的低热物体也会造成烫伤。尤其是婴幼儿，感觉、运动障碍（如瘫痪、脑卒中后遗症、神经损伤、糖尿病等）人群，由于自己不能表达、自身感觉不出温度的变化或运动障碍，长时间接触低热物体也有可能造成烫伤。

2. 烧伤面积

烧伤面积以烧伤部位占体表面积的百分比表示，国内有手掌法和中国九分法。

手掌法是患者自身手指并拢，每一手掌面积相当于总体表面积（TBSA）的1%，常用于零星散在烧伤或未烧伤面积的估计。

中国九分法是将身体表面积划分成若干9%的等份（表1-3），根据受伤的部位进行烧伤面积的计算。

表1-3　中国九分法

部位		占成人体表面积（%）		占儿童体表面积（%）
头颈	发部	3		
	面部	3	9×1	9 +（12 - 年龄）
	颈部	3		
双上肢	双上臂	7		
	双前臂	6	9×2	9×2
	双手	5		
躯干	躯干前	13		
	躯干后	13	9×3	9×3
	会阴	1		
双下肢	双臀	5		
	双大腿	21	9×5 + 1	9×5 + 1 -（12 - 年龄）
	双小腿	13		
	双足	7		

3. 烧伤深度的识别

根据组织损伤的层次，烧伤深度分为Ⅰ度、浅Ⅱ度、深Ⅱ度和Ⅲ度，即所谓的三度四分法。可根据以下口诀区分各深度的特点：Ⅰ度红，Ⅱ度疱，浅Ⅱ是大疱，深Ⅱ是小疱，Ⅲ度皮肤全死掉（表1-4）。

表1-4 不同烧伤深度的临床表现

	损伤层次	水疱	渗出	疼痛	创底	愈合	瘢痕
Ⅰ度	表皮浅层	无	无	剧烈	红肿	3～5天	无
浅Ⅱ度	真皮浅层	大小不一	多	剧烈	潮湿红润	2周	无
深Ⅱ度	乳头层下	小水疱	少	迟钝	红白相间	3～4周	有
Ⅲ度	全层皮肤	无	少	丧失	苍白蜡黄 黑痂形成	植皮修复	有

问32：什么叫严重烧伤？

烧伤的严重程度多采用1970年全国烧伤会议拟定的分类标准，分为轻度烧伤、中度烧伤、重度烧伤及特重度烧伤。烧伤面积在30%～49%或Ⅲ度烧伤面积在10%～19%或烧伤面积不足30%，但有下列情况之一者，均可认为是重度烧伤：①全身情况较严重或已有休克；②较严重的复合伤；③中、重度吸入性损伤。当总面积在50%以上或Ⅲ度烧伤面积在20%以上时则称为特重度烧伤。

4. 烧伤现场急救

（1）灭火：就地打滚或水淋灭火，衣服着火时应避免站立或奔跑呼叫，以免增加头面部烧伤及吸入性损伤；迅速离开现场；中小面积及四肢烧伤可采用15～20℃清水持续冲淋、浸泡，或用冷水浸湿的毛巾、被单等包扎创面0.5～1小时进行冷疗。

（2）检查有无呼吸、心搏停止，大出血，开放性气胸等危及生命的情况。

（3）保持呼吸道通畅：有呼吸困难者，可考虑气管切开或气管插管并吸氧，疑有一氧化碳中毒者吸入高浓度氧。

（4）保持镇静并镇痛：轻度烧伤，一般可用度冷丁肌内注射。严重烧伤可度冷丁稀释后缓慢静脉注射，或与异丙嗪（非那根）合用，但老年人、婴幼儿及有吸入性损伤或脑外伤者慎用度冷丁及吗啡。

（5）伤情判断：初步估计烧伤面积及深度、吸入性损伤、复合伤等，合并骨折者先固定，严重胸腹、颅脑外伤优先处理。

（6）创面保护：以现场最清洁的敷料包扎，寒冷季节注意保暖，避免再次损伤。

（7）补液治疗：输液或口服含盐饮料，切忌大量饮水，以免导致水中毒。

（8）转运：伤情较轻者即可转送；烧伤面积大且在 1～2 小时内不能送达医院者，先就地控制休克再转运。

问 33：烧伤后能用水淋吗？

刚烧伤，没有其他方法降温时，紧急情况下用水冲淋降温十分必要，这样可以阻止组织热力继续作用于创面使其加深，并能减轻疼痛、减少渗出和水肿，且冷水冲淋时间越早效果越好。

问 34：化学物质烧伤后能用水淋吗？

引起烧伤的化学物质种类繁多，处理方法不尽相同，但一般情况下化学物质烧伤后需立即脱去被污染的衣物，如果是磷或石灰烧伤，需去除体表化学颗粒再用大量清水进行持续冲淋，时间不少于 30 分钟。

问 35：烧伤后哪些情况应去医院治疗？

对于中重度烧伤都有必要去医院进行系统治疗。对于轻度烧伤，如果创面出现疼痛加剧、红肿或发热症状，说明创面有感染，必须立即去医院治疗。

问 36：烧伤后需要注射破伤风抗毒素吗？

Ⅱ度及以上深度烧伤均有皮肤破损，有可能感染破伤风梭状芽孢杆菌而导致破伤风，因此，烧伤后需常规注射破伤风抗毒素。

问 37：皮肤没有被烧伤，只是吸入一些浓烟需要住院吗？

吸入性肺损伤是指由于吸入各种有害物质引起的不同程度的气管、支气管和肺实质损伤，轻者可仅有刺激性咳嗽、胸闷等不适；重者可出现气道阻塞、肺部炎症，甚至出现急性呼吸窘迫综合征（ARDS）及多器官功能不全综合征（MODS）而危及生命。因此，吸入浓烟后如出现上述症状需要去医院检查和治疗。

问 38：电击后如果没有伤口需要看医生吗？

电击后即使没有明显的伤口，也应该进行全面的评估。对所有电击伤的基本检查应包括：血常规、尿常规、心肌酶学全套、肝肾功能、心电图、胸部 X 线片、立位腹部平片等。若有任何心肌受损的征象如心肌酶学指标升高，则必须进行住院治疗。

5. 烧伤治疗

轻度烧伤：疼痛明显者可给予镇静、镇痛药，口服或静脉补液，如果没有禁忌，可酌情进食。行抗感染、注射破伤风抗毒素等对症治疗，并对创面进行处理。

中重度烧伤：保持呼吸道通畅，治疗合并伤及复合伤，进行抗休克及创面处理。休克控制后送往专科医院进行治疗，必要时行手术治疗。

问 39：民间有哪些处理烧伤的方法？都正确吗？

民间经常在烫伤后将酱油或牙膏涂在创面上，甚至有人用汞溴红（红汞水）或自制的草药治疗烫伤。其实涂用酱油、牙膏、红汞水是错误的，非但没有消毒的作用，反而会影响烧伤程度的观察。某些草药可以用来治疗较浅的烧伤创面，然而一旦出现感染，有可能使创面加深甚至需要通过植皮来进行创面修复。

问 40：烧伤后的水疱能挑破吗？

烧伤早期如果水疱完整，可在表面涂以络合碘或氯已定（洗必泰），保护小水疱勿破损，大水疱可用注射器吸出疱内液体或在低位剪破放出疱液，再予以无菌敷料包扎或药物外用。完整的水疱皮可作为一种生物敷料覆盖创面，对创面进行保护。烧伤后 3～5 天可逐步清除松动或破损的水疱皮。

问 41：烧伤后会留疤吗？

烧伤后是否会有瘢痕形成与烧伤的深度紧密相关。Ⅰ度、浅Ⅱ度烧伤愈合后短期内可有色素沉着，不留瘢痕。深Ⅱ度烧伤愈合后可有瘢痕并可因瘢痕收缩而引起局部功能障碍。Ⅲ度烧伤创面愈合后多形成瘢痕，正常皮肤功能丧失，且常造成畸形。

问 42：如何祛除瘢痕？

烧伤创面愈合后至少半年内都需要进行综合抗瘢痕治疗。目前常用的祛除瘢痕的方法有药物治疗、压力治疗、化学疗法、放射疗法、激光治疗及手术治疗等。常用的抗瘢痕药物有舒疤坦凝胶、舒痕、瘢痕贴等硅凝胶类产品；压力治疗通常为采用弹力绷带、弹力衣及弹力套等进行加压包扎；也可以应用激光、同位素放疗进行抗瘢痕治疗，必要时采取手术治疗。

三、浅表软组织感染（superficial soft tissue infection）

正常皮肤的毛囊和皮脂腺都有细菌存在，当机体全身或局部抵抗力降低时，就为许多微生物的生长和繁殖提供了很好的条件。皮肤感染的发病率比较高，临床表现多样，归纳起来可以分为两大类：普通病原体所致的皮肤及皮下组织感染和特殊病原体所致的感染。

(一) 临床常见的浅表软组织感染类型

浅表软组织感染
- 普通感染
  - 疖（图1-4）、痈（图1-5）
  - 急性蜂窝织炎（图1-6）
  - 浅部急性淋巴管炎和急性淋巴结炎、丹毒
  - 甲沟炎（图1-7）、脓性指头炎
  - 脓肿
  - 溃疡（图1-8）
- 特殊感染
  - 破伤风
  - 坏疽

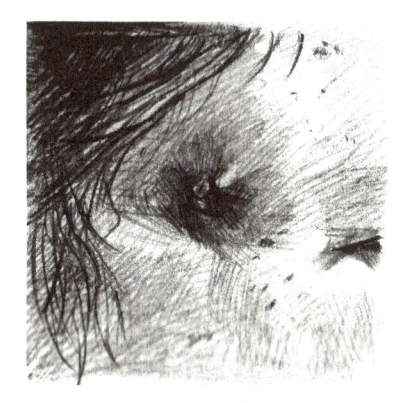

图1-4 面部疖

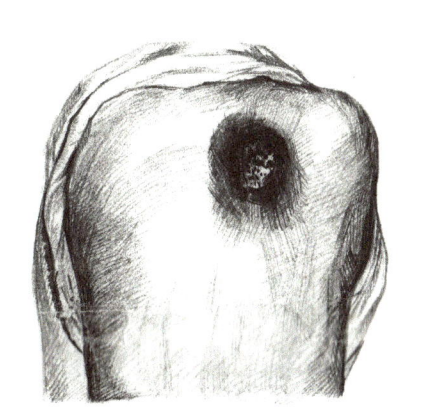

图1-5 背部痈

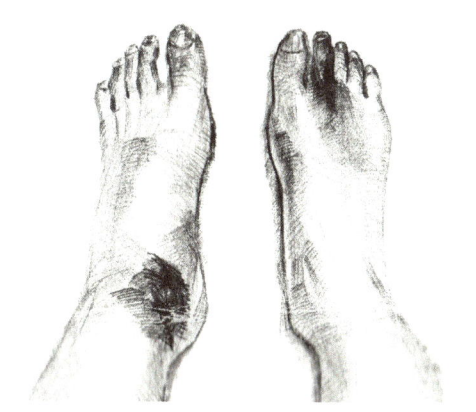

图1-6 双足蜂窝织炎

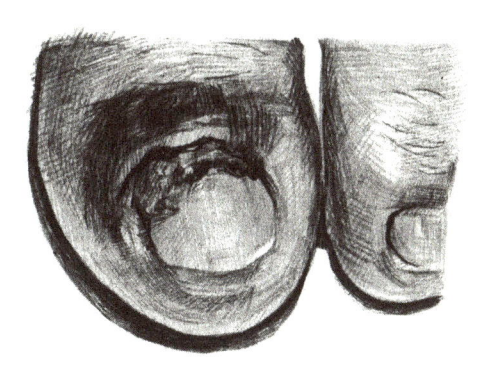

图1-7 甲沟炎

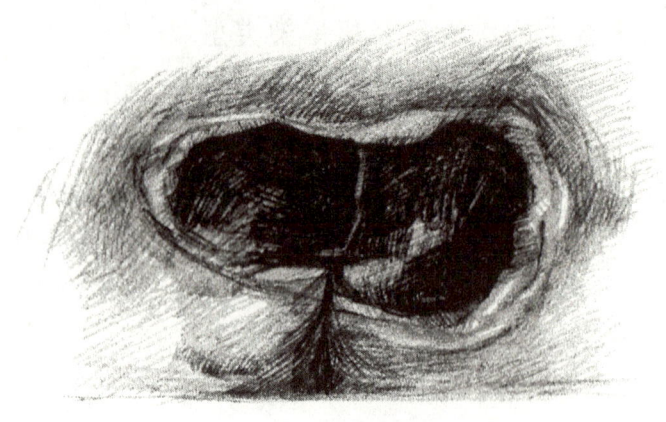

图 1-8　骶尾部压疮

问 43：浅表软组织外伤后一定会感染吗？

浅表软组织外伤后，早期清创、缝合，清创后给予抗炎、抗破伤风、创面换药等对症支持治疗非常重要。清创彻底、缝合良好的创面一般不会出现感染。

（二）常见的浅表软组织感染的鉴别（表 1-5）

表 1-5　常见的浅表软组织感染的鉴别

类型	病因学	常见病菌	体征	治疗
疖	单个毛囊内细菌生长	葡萄球菌	局部红肿痛	排脓、清创
痈	多个毛囊内细菌生长		可有脓液形成	应用抗生素
蜂窝织炎	皮肤屏障损害	链球菌	弥漫性红肿痛 脓毒症	应用抗生素 切开引流
淋巴管炎	淋巴管内感染	链球菌	肢体红肿 红色条纹	原发灶处理 应用抗生素
丹毒	皮内淋巴管感染	链球菌	下肢或面部红肿痛 脓毒症	应用抗生素

问 44：什么情况下怀疑浅表软组织出现了感染？

浅表软组织外伤后，创面周边出现红肿、疼痛加剧或创面有脓性分泌物时，说明创面局部出现了感染，情况严重时可引起患者精神状态的改变，甚至出现发热等全身症状。

问 45：皮肤外伤时可以准备哪些家用药物？

家中可以备络合碘、医用酒精等，可以对伤口适当消毒；备莫匹罗星软膏、云南白药等外用药物；还需要无菌棉签、无菌纱布、绷带、创可贴等外用包扎用物。

（三）甲沟炎与脓性指头炎（paronychia and felonepe）

甲沟炎与脓性指头炎的鉴别见表 1-6。

表 1-6　甲沟炎与脓性指头炎的鉴别

	甲沟炎	脓性指头炎
感染部位	甲沟及其周围组织	手指末节掌面的皮下组织
感染原因	微小刺伤、挫伤、倒刺、剪指甲过深	刺伤
致病菌	金黄色葡萄球菌	金黄色葡萄球菌
临床表现	指甲一侧红、肿、痛，严重者形成半环形肿胀，处理不及时转变成慢性甲沟炎或慢性指骨骨髓炎，可继发真菌感染	指尖针刺样疼痛逐渐加剧，转变为搏动性跳痛，指尖张力增高，并出现发热、全身不适等症状，组织缺血坏死形成慢性骨髓炎
预防	指甲不宜过短，手指有伤口时立即处理，避免感染	
治疗	早期：热敷理疗、外敷鱼石脂，抗炎治疗 有脓液：切开引流，拔甲	脓肿不明显：参照甲沟炎 出现跳痛：切开减压、引流

问 46：手指拔了倒刺后红、肿该怎么办？

手指拔了倒刺后红、肿说明出现了感染，可予以络合碘消毒，外用抗菌药物如莫匹罗星软膏、红霉素眼膏或金霉素眼膏等，用创可贴进行包扎，保持创面清洁干燥。如症状无好转，需继续治疗。

（四）蜂窝织炎和脓肿（cellulitis and abscess）

1. 蜂窝织炎

（1）病因和临床表现：蜂窝织炎是指由金黄色葡萄球菌、溶血性链球菌或厌氧性细菌引起的皮肤和皮下组织广泛性、弥漫性、化脓性炎症。炎症可由皮肤或软组织损伤感染引起，亦可由局部化脓性感染灶直接扩散或经淋巴、血液传播而发生。皮肤局部表现为疼痛，呈弥漫性红肿，边界不清。可有恶寒、发热等全身症状，部分患者可发生淋巴结炎、淋巴管炎、坏疽、败血症等。

溶血性链球菌引起的急性蜂窝织炎病变扩展迅速，可引起广泛的组织坏死，有时引起败血症。葡萄球菌引起的蜂窝织炎易局限为脓肿。

（2）治疗：蜂窝织炎患者应加强营养，必要时加用退热镇痛药，必须及早应用大剂量抗生素。局部可热敷，患肢应减少活动，也可用紫外线或超短波物理治疗，当脓肿形成后，需切开引流并换药治疗。

问 47：皮肤红、肿、痛都是感染吗？还有哪些疾病会导致皮肤红、肿？

皮肤红、肿是局部血管扩张及血液过多而引起的部分皮肤发红、肿胀。红、肿、痛不一定都是皮肤感染，紫外线晒伤、荨麻疹等也可能导致红、肿、痛。

2. 脓肿

（1）病因和临床表现：脓肿是急性感染过程后，组织、器官或体腔内因病变组织坏死、液化而出现的局限性脓液积聚，四周可见有一完整的脓腔壁。根据脓肿深度分为浅部脓肿和深部脓肿。浅部脓肿，红、肿、热、痛典型，边界清楚，压痛明显，有波动感；深部脓肿，红肿不明显，局部疼痛和压痛，无波动感，伴有运动障碍，穿刺抽出脓液可确诊。

（2）治疗：脓肿未形成时治疗原则同疖、痈；脓肿形成后应切开引流，切口应选在波动明显处并与皮纹平行，切口应够长并选择低位，以利引流。深部脓肿，应先行穿刺定位，然后逐层切开。术后应及时更换敷料并应用抗生素。伤口长期不愈者，应查明原因。

问 48：什么情况不能进行脓肿切开手术？

急性化脓性蜂窝织炎，脓肿未形成者；合并全身脓毒血症，处于休克期者；血液系统疾病或凝血机制严重不全者；唇、面部疖痈虽有脓栓形成，亦不宜广泛切开引流。

（五）溃疡（ulcer）

1. 概述

皮肤或黏膜由于损伤、腐蚀、感染、局部血液循环障碍、癌肿等而引起的缺损，表浅者称为溃疡。按照病程可以分为急性溃疡、慢性溃疡。溃疡通常出现于伤口引流不畅、没有及时而彻底地清除伤口内的坏死组织或异物等情况；局部血运不良，如小腿下 1/3 内侧，软组织少，血运差，容易形成小腿慢性溃疡。此外，下肢静脉曲张、血栓闭塞性脉管炎、广泛性瘢痕等也容易形成慢性溃疡。局部特异性感染，如结核、麻风、梅毒等容易出现皮肤溃疡；皮肤恶性肿瘤、皮肤癌也常表现为皮肤溃疡；脊髓损伤后，截瘫患者所形成的压疮（褥疮）也属于皮肤溃疡。

问 49：长期卧床患者如何预防皮肤溃疡？

对于活动障碍或瘫痪需长期卧床的患者，可以在床上铺上气垫，减轻局部受压的情况，预防压疮；定时翻身，采取翻身循环卧位，白天每 2 小时翻身一次，夜间不超过 3 小时翻身一次，翻身时应轻柔，避免拖、拉、推；保持皮肤清洁、干燥，可增强皮肤的抗摩擦力，每天早晚擦身两次，及时清理污染物如大小便并更换干净衣物、床单、尿垫等，保持床单、尿垫平整无碎屑；因压疮多发生在骨隆突处及受压部位，每次翻身时都应检查受压的骨突部，以便及时了解皮肤情况，发现问题及早处理；对于受压的骨突部位，在翻身时用手掌的大小鱼际肌按摩 3～5 分钟；加强营养支持，保证足够的营养，增强抵抗力。

2. 治疗

皮肤溃疡的治疗包括局部治疗和全身治疗。局部治疗以溃疡清创换药为主，清除坏死组织、瘢痕、陈旧肉芽组织、异物等，直至相对健康、血运丰富；局部应用激光、红外线等照射理疗；对于溃疡面积较大，长期换药未愈或伴有骨、关节、肌腱等外露者，根据需要行皮瓣修复手术治疗。全身治疗主要在于预防或治疗感染，包括抗菌药的应用；治疗原发病；纠正贫血或低蛋白血症，进行营养支持及提高机体抵抗力的药物治疗。

问 50：皮肤溃疡的早期该如何治疗？

皮肤溃疡的早期，首先要对因处理，治疗原发病：过敏性皮肤病要切断过敏原；糖尿病足要注意控制血糖；物理化学性损伤要注意远离致病源；职业病，要尽量消除致病的条件等。其次是予以支持治疗：包括良好的局部制动、抬高患部、良好的护理等，注意水、电解质平衡，给予高蛋白、高能量和富含维生素的饮食，提高患者的抵抗力。此外，还有药物治疗：包括抗感染及应用促进溃疡愈合的药物等；手术处理：对于肿瘤引起的皮肤溃疡或是有皮肤癌变的溃疡应及时处理。

问51：皮肤溃疡长期不愈会癌变吗？什么情况该警惕发生了癌变？该如何处理？

慢性皮肤溃疡是常见病、多发病，病程长，难以治愈，严重影响患者的生活和工作，并且愈后易复发。慢性皮肤溃疡久治不愈就存在癌变的风险。

当慢性溃疡经久不愈或时好时坏或有少量出血，边缘呈鼠咬状不规则或表面呈菜花样改变伴有恶臭时，需警惕是否发生了癌变，最终需依据病理检查确诊。依据病理检查结果采取相应的手术及放化疗措施。

第二章
接骨连筋的艺术——骨和关节损伤及血管损伤

一、骨和关节损伤（osteoarticular injury）

（一）概述

骨和关节损伤包括骨折和关节脱位。

所谓骨折，顾名思义，是指骨的连续性中断或完整性遭到破坏。多见于儿童及老年人，中青年也时有发生。患者常为一个部位骨折，少数为多发性骨折。经过及时恰当的治疗，多数患者能恢复原来的功能，少数患者可遗留有不同程度的后遗症。骨折发生后，离医院较近者，可直接送医院或叫救护车，离医院比较远的患者，必须首先进行简单的处理，以防在送往医院的途中加重病情，甚至造成不可逆的后果。

关节脱位，也称脱臼，是指关节的稳定结构受到损伤，使关节面失去了正常的对合关系。临床上可分为损伤性脱位、先天性脱位及病理性脱位。关节脱位后，关节囊、韧带、关节软骨及肌肉等软组织也有损伤。另外，关节周围肿胀可伴有血肿，若不及时复位，血肿机化，关节粘连，会使关节不同程度地丧失功能。

问1：外伤后什么情况该考虑有骨折？该如何自救？

骨折是指骨的连续性或完整性部分或完全遭到破坏。它是日常交通事故、户外运动、战争、施工中常见的、较为严重的突发损伤之一。骨折除骨本身折断之外，还会连带周围的肌肉、血管、神经等组织损伤。如果现场处理不及时或方法不当，不仅增加伤者的痛苦，还有可能导致残疾或死亡。

首先我们必须知道什么情况下是发生了骨折。当受到外伤后，常会在受伤的部位有肿胀、疼痛，或不敢活动，有些人在损伤的部位出现了和未损伤部位不一样的畸形，如"脚歪了"或"腿偏斜了"，或在伤腿活动时能听到骨错动的响声

（临床称之为"骨擦音"），出现这样的情况时极有可能是发生了骨折。但并不是每一种骨折在检查时都会听到骨擦音，检查骨擦音可能造成进一步的损伤和疼痛，所以非专业人员最好不要做。另外，骨折处功能障碍，如腕关节处骨折用伤侧手指夹起一片纸都难以做到，大、小腿骨折后站立不起，更难以行走等，即可判断为骨折。对于畸形不明显的损伤，如儿童的青枝骨折、老年人髋部发生的骨折，最典型的是所谓"髋骨轴骨折"（股骨颈骨折），有人甚至到医院就诊时主诉膝关节疼痛，还能跛行，但一定要注意是否有髋部骨折，尤其是股骨颈骨折。现场难以与扭伤等损伤区别时，最好将其当成骨折来处理，以免因判断或处理错误造成再度损伤。

发现骨折之后该如何自救呢？发现或可疑骨折，现场人员首先要使受伤部位制动，用制式夹板或就地取材，如用木棍、竹片、树枝、手杖、报纸等做成的夹板进行骨折固定。如果这些条件均不具备，伤者自身身体也是良好的夹板。固定的目的是避免骨折处再次受损，减轻疼痛，减少出血，易于搬运。上夹板前，凡是和身体接触的地方都要用棉花等软物垫好，避免进一步压迫、摩擦损伤。骨的凹凸处，四肢、躯干的凹凸处，因骨折造成的畸形处，一定要加够厚的棉织品软垫以避免再度损伤。骨折固定绑扎时应将骨折处上下两个关节同时固定，才能限制骨折处的活动，因此，夹板长度要超过骨折处上下两个关节，只有大腿骨折时，夹板的长度是从腋下至足跟，这是因为大腿肌肉发达，仅固定髋及膝关节，难以固定牢固。骨折固定绑扎的顺序是先固定骨折的近心端，再固定骨折的远心端，然后依次由上到下固定各关节处。下肢骨折和脊柱骨折要将两脚靠在一起，中间加厚垫，用"8"字包扎方法固定。绑扎松紧度以绑扎的带子上下能活动1cm为宜。四肢固定要露出指（趾）尖，以便随时观察末梢血液循环状况。如果指（趾）尖苍白、发凉、发麻或发紫，说明固定太紧，要松开重新调整固定压力。

问2：关节脱臼（脱位）后有哪些不适？需要手术治疗吗？

关节脱位在日常生活中非常常见，受伤后，关节部位疼痛、活动困难或不能活动，如果力量足够大，几乎所有骨都能从其关节处被拉开和脱出。例如，篮球运动员被球击中手指末端，关节就可脱位；橄榄球运动员在投掷时遭受打击，打击的力量也可使肩关节脱位。脱位常影响关节的活动，如踝关节、膝关节、髋关节、腕关节、肘关节，最常见的是肩关节和踝关节。关节脱位具有一般损伤的症状和脱位的特殊表现。一般症状有：①疼痛明显，活动患肢时加重；②肿胀，因出血、水肿，关节明显肿胀；③功能障碍，关节脱位后结构失常，关节失去正常的活动功能。特殊表现有：①畸形，关节脱位后肢体出现旋转、内收或外展和外观变长或缩短等畸形，与健侧不对称；②弹性固定，关节脱位后，未撕裂的肌肉和韧带可将脱位的肢体保持在特殊的位置，被动活动时有一种抵抗和弹性的感觉；③关节盂空虚，最初的关节盂空虚较易被触知，但肿胀严重时则难以触知。

那么关节脱位需要手术治疗吗？通常情况下，对关节脱位的处理以保守治疗为主，绝大部分关节脱位可通过手法复位达到治疗目的，但应由有经验的专科医生进行复位。复位后，将关节固定在稳定的位置上，使受伤的关节囊、韧带和肌肉得以修复愈合。固定时间为2～3周。固定期间应经常进行关节周围肌肉的舒缩活动，以及患肢其他关节的主动运动，以促进血液循环、消除肿胀，避免肌肉萎缩和关节僵硬。但有些特殊情况的关节脱位，如关节脱位合并骨折、神经损伤等，如肩关节脱位合并大结节骨折、肱骨外科颈骨折或肱骨头压缩性骨折，腋神经或臂丛神经可被肱骨头压迫或牵拉，引起神经功能障碍或损伤腋动脉，这些情况下常需要手术治疗。

（二）临床常见的骨关节损伤

小儿最常见的骨关节损伤为青枝骨折、桡骨头半脱位；老年人最常见的骨关节损伤为髋部骨折、肘关节脱位；成人最常见的骨关节损伤为桡骨远端骨折、肘关节脱位。

1. 小儿最常见的骨关节损伤

（1）青枝骨折（greenstick fracture）：是小儿特有的一种骨折。小儿的骨骼含水量较多，骨外膜较厚，有较好的弹性和韧性，不像成人骨骼那么脆，因此在遭受暴力发生骨折时就会出现像植物青枝一样折而不断的情况，多发生在四肢。

症状：骨折后出现患肢疼痛、肿胀，活动时加重并活动受限，一般没有明显畸形，所以不容易被发现。

体征：局部有淤青、压痛，一般无畸形及异常活动。

治疗：前倾角消失，不需复位；前倾角增大，在臂丛阻滞或全麻下，轻柔手法复位，长臂石膏固定于功能位3～4周。

（2）桡骨头半脱位（subluxation of radial head）：又称"牵拉肘"、"肘错环"或"肘脱环"，常由于大人领着小儿走路、上台阶时，在跌倒瞬间猛然拉住小儿手致伤；或从床上拉起小儿，拉上肢伸袖穿衣，或抓住小儿双手转圈玩耍等，小儿肘关节伸直、前臂旋前时突然受到牵拉而致伤。

症状：患儿诉肘部疼痛，不肯用该手取物和活动肘部，拒绝他人触摸。

体征：无肿胀和畸形，肘关节略屈曲，桡骨头处有压痛。

影像学检查：X线检查无阳性发现。

治疗：手法复位，无须麻醉。术者一手握住患儿腕部，另一手托住肘部以拇指压在桡骨头部位，肘关节屈曲至90°，开始做轻柔的前臂旋前或旋后运动，来回数次后大都可感到轻微的弹响声，若此时患儿肯用手来取物说明复位成功。复位后不必特殊固定，但须告诫家长不可再暴力牵拉以免再发。

问3：小儿最常见的骨关节损伤有哪些？该如何处理？

小儿最常见的骨关节损伤有肱骨髁上骨折、桡骨头半脱位。

肱骨髁上骨折是指肱骨干与肱骨髁交界处的骨折，多发生在10岁以下儿童。根据受伤机制及骨折移位的方向，可分为伸直型肱骨髁上骨折和屈曲型肱骨髁上骨折。肘关节处于过伸位跌倒，手掌着地时常引起伸直型肱骨髁上骨折；肘关节处于屈曲位，肘后方着地，导致屈曲型肱骨髁上骨折。

受伤时间短，局部肿胀轻，没有血液循环障碍且无移位或移位程度小的骨折患者，可进行手法复位。无移位骨折可行颈腕带悬吊或石膏托制动2～3周；错位型骨折应尽早进行闭合复位，纠正侧方移位及断端间的旋转，然后矫正前后移位，伸直型者后位石膏托在屈肘位固定4～5周，而屈曲型者伸肘位石膏固定7～10天后，改为肘关节屈曲40°左右外固定，固定于半伸直位，X线片证实骨折愈合良好后可拆除石膏并进行功能锻炼。大部分病例并不需手术治疗，但闭合复位应力求矫正内翻及内旋畸形，恢复肱骨角，以免遗留肘内翻畸形，即使留有一定程度的前后错位或角度，也可在生长过程中逐渐矫正，远期功能影响不大。

受伤时间长，局部组织损伤、肿胀严重，没有血液循环障碍的骨折患者，需卧床休息，采取尺骨鹰嘴悬吊牵引或Dunlop牵引，同时加强手指的活动，待肿胀消退后行手法复位。

若骨折断端完全移位或手法复位失败，估计骨折难愈合或愈合后会产生严重畸形，或有神经血管损伤的骨折或成人的髁上骨折，需行手术切开复位。有些不稳定骨折，可在复位后经皮自内、外髁穿入克氏针交叉固定，以保持整复的位置。

儿童的肱骨髁上骨折，合并症多，早期严重合并症是前臂的缺血挛缩，一旦发生会造成终身残疾，因而在诊治过程中应时刻加以警惕，注意观察判断血运情况，及时处理，防止不良后果的发生。晚期合并症主要是肘内翻畸形，伸直型骨折其远折端有内收者晚期肘内翻畸形发生率最高。

桡骨头半脱位又称牵拉肘，是婴幼儿时期较常见的意外损伤。5岁以内小儿，前臂如被牵拉极易造成脱位。应早期手法复位，防止局部水肿后造成复位困难；复位成功后，无须特殊固定，可用颈腕带悬吊1周，防止复发而形成习惯性脱位。

问4：小儿摔倒时大人突然拉扯，导致小儿手肘不能伸直怎么办？

当小儿摔倒，大人突然拉扯其前臂后，小儿顿时哭闹不安，拒绝使用患肢，手肘不能伸直，不敢上举、旋转患肢，很可能是发生了桡骨小头半脱位。该病的治疗较简单，首选手法复位。若复位成功，会听到或感到肘部弹响，患儿疼痛消失，患肢即可自由活动；年幼儿可因害怕等原因不能立即恢复肘关节活动，可递给患儿玩具等物品观察患肢抬高情况，若患儿可自行伸手到耳朵以上位置即可证明已成功复位。有时患儿就诊后被要求拍摄X线片，拍照时放射科技师常会用力使其前臂完全处于旋后位，以获得一张真正的肘关节正位片，此时半脱位的桡骨头可能会在无意中获得复位。复位后病史较长的患儿可有肘部不适感，并可持续数小时或数日。复位后可用三角巾悬吊患肢数日，并告知患儿监护人在5岁前牵拉手腕的危险性。部分患儿可因被牵拉手腕而再次或多次发生牵拉肘，这些患儿在复位后最好用石膏托固定肘部2～3周。有极少数年龄超过4岁的患儿，闭合手法难以复位，尤其是复发的病例，可考虑切开复位。

问5：小时候肘关节受伤了，为什么长大后会形成肘内翻畸形呢？

小时候因为肘关节受伤，未引起重视或处理不当，长大后就形成肘内翻畸形。肘内翻是常见的肱骨髁上骨折晚期畸形，发生率达30%。对肘内翻发生的原因，有许多不同的解释：骨折时肱骨内髁骺线发育不均衡；骨折远折端旋转未矫正，或在复位后由于前臂的自然旋前位及与上臂形成一向内侧的夹角，又导致旋转移位；尺偏型骨折未能矫正，因尺偏发生率高，故要求对尺偏型骨折应准确复位，或稍微矫枉过正，使之轻度桡偏。在整复骨折复位后1周，拍摄X线正位片，根据骨痂在骨折端内、外的分布情况预测肘内翻发生与否，若预知有肘内翻发生，在充分麻醉下手法轻揉折骨矫正于伸直位固定。肘内翻畸形并不影响肘关节的伸屈活动，但影响外观及患者心理。畸形超过20°，在12～14岁可行肱骨髁上外侧楔形截骨矫正术。

问6：小儿下肢骨折后会影响身高吗？

很多家长常常会问，小儿下肢骨折后会影响身高吗？小儿骨的生长主要由骨端的骨骺完成，如果下肢骨折未损伤到骨骺，或者为骨干骨折，只要不短缩 2cm 以上，不成角，都不影响下肢长度及身高。相反，如果骨折线涉及干骺端，或为粉碎性骨折导致骨干缩短 2cm 以上，或引起成角畸形，那么骨折愈合后通常会影响身高。

2. 老年人最常见的骨关节损伤

（1）老年髋部骨折（hip fracture）：一般是指股骨粗隆间骨折及股骨颈骨折，常发生于老年人跌倒、滑倒、扭伤等受到较轻微暴力时，因合并有不同程度的骨质疏松，可造成髋部骨折。

症状：髋部明显疼痛、肿胀，髋部皮下可见瘀血斑。

体征：大转子处压痛及叩击痛，下肢短缩、外旋、内收等畸形，股骨纵向叩击痛。

治疗：保守治疗一般采取卧床、持续骨牵引或穿防旋丁字鞋；如患者健康状况允许，能耐受麻醉和手术治疗，尽量采取手术治疗，以减少卧床时间，减少并发症的发生。术前应全面检查心、肺等各器官的一般状况，配合相关科室会诊，尽早使患者达到能耐受麻醉及手术的要求，提高手术安全性。

（2）肘关节脱位（elbow dislocation）：是肘部常见损伤，由于肘关节脱位类型较复杂，常合并肘部其他结构损伤，在诊断和治疗时应加以注意，防止误诊。

症状：外伤后肘关节疼痛、肿胀，伸屈活动受限。

体征：关节置于半屈曲状，肘部明显畸形，肘窝部饱满，前臂外观变短，尺骨鹰嘴后突，肘后部空虚和凹陷。

影像学检查：X 线检查是必要的，可用以证实脱位及发现合并的骨折。

治疗：受伤时间不长的肘关节脱位或合并骨折的脱位其主要治疗方法为手法复位，对某些陈旧性骨折，为期较短者亦可先试行手法复位。如手法复位不满意再行手术治疗。复位后长臂石膏夹板固定肘关节于功能位，3 周后去除固定，主动渐进地进行功能锻炼。

3. 成人最常见的骨关节损伤

（1）桡骨远端骨折（distal radius fracture）：是指发生在距桡骨下端关节面

3cm 范围内的骨折，常伴桡腕关节及下尺桡关节的损伤。非常常见，多为间接暴力引起。根据受伤机制的不同分为伸直型骨折（Colles 骨折）、屈曲型骨折（Smith 骨折）及粉碎性骨折。

症状：腕部肿胀、压痛明显，手和腕部活动受限。

体征：伸直型骨折有典型的畸形外貌，即侧面看呈"银叉"畸形，正面看呈"枪刺样"畸形；屈曲型骨折畸形与伸直型相反，屈曲型骨折腕部下垂，局部肿胀，腕背侧皮下瘀斑，腕部活动障碍。

治疗：无移位的骨折采用石膏四头带或小夹板固定腕关节于功能位 3～4 周。有移位的伸直型骨折或屈曲型骨折多可手法复位成功，复位后，保持腕关节掌屈及尺偏位，石膏或外固定架固定 4 周。粉碎性骨折复位困难或复位后不易维持者如桡骨远端关节面骨折（Barton 骨折），常需手术复位，克氏针、螺丝钉或 T 形钢板内固定。

（2）肩关节脱位（shoulder dislocation）：最为常见，约占全身关节脱位的 1/2。根据脱位方向分为前脱位、后脱位、上脱位和下脱位。

症状：一般表现为肩关节疼痛，周围软组织肿胀，关节活动受限。健侧手常扶持患肢前臂，头偏向患肩，以减少活动或肌肉牵拉，减轻疼痛。局部特异体征有弹性固定，杜加征阳性（患肢肘部贴近胸壁，患手不能触及对侧肩，反之，患手放到对侧肩，则患肘不能贴近胸壁），"方肩"畸形，关节窝空虚。

治疗：包括急性期的复位、固定和恢复期的功能锻炼。

1）复位：手法复位，常用手牵足蹬法；如麻醉充分，手法复位正确而仍不能完成复位者，可采用切开复位。

2）固定：以三角巾悬吊或将上肢以绷带与胸壁固定，40 岁以下患者制动 3～4 周，40 岁以上患者制动时间可相应缩短，宜早期实行功能锻炼。

3）功能锻炼：关节制动解除后应循序渐进地进行锻炼。

问 7：遇到习惯性肩关节脱位该怎么办？

习惯性肩关节脱位主要分为两类。

第一类是自己可以造成肩关节脱位，然后又可以回到正常位置，也就是可以"表演"自己的肩关节自由进出。这一类习惯性肩关节脱位的患者，没有明显创伤的病史，而且身上多处关节也可能有过度伸展及松弛的现象。例如，大拇指可以轻易后折并触及前臂；肘关节或膝关节过度挺伸。其最主要的原因是身体的组织先天性较松弛而造成关节不稳定,而且是多方向性的。

第二类最常见,主要是因为创伤,也就是经由外力造成的肩关节脱位后遗症。因受伤后造成的习惯性脱位,多因为明显的创伤,如运动伤害,投掷动作太过用力或投掷过程忽遇阻力,柔道、角力等身体接触的竞技运动,又如摔倒时以手撑地或是肩膀着地等意外动作,造成肩关节脱位,经保守治疗(关节复位)后再发生脱位或半脱位的情形。

大多数人需要经由外力才能将肩关节"复位",少部分人可自己或在同伴的协助下将肩关节"拉"回去。总之,经过一番折腾之后,"脱落的肩膀又回去了",再经数周休养,肩膀又恢复了正常的功能。但是某一天,在运动或是工作时做肩膀上举、外转及外展的动作,简单地说,就是一个类似投掷的动作,肩关节又"掉"出来了,卡住、剧痛,但无法自己"弄"回去,这是复发性脱位;也可能是感觉"咔"的一声,肩膀扭到了且突然不听使唤,但可以自己将其转回去,这是复发性半脱位。一旦发生复发性脱位,就会限制许多肩关节的正常活动及动作,患者无法从事许多运动及工作,即便自己再小心、再注意,都常会在日常活动中不经意地发生脱位或半脱位,如拉扯重物、穿脱衣服、睡觉翻身等。脱位的次数越多,就会发觉肩关节越易脱位,自己也越会"自行复位术",当然,关节的活动范围也就受到更多的限制。大多数人对于肩关节"进进出出"的不稳定不以为然,认为只要多加注意某些不良姿势或避免某些活动,就可以减少脱位的发生;也有些人认为许久才脱出一次影响不大;更有人认为自己越来越能自行复位,可能是病情减轻了。然而,长时间的肩关节不稳定,累积了多次的脱位或半脱位,都会造成关节软骨磨损,很可能导致肩关节炎。

对于先天性习惯性脱位的治疗,由于没有明显的病灶,问题出在组织结构松弛上,所以原则上以保守(非手术)治疗为主,训练肩关节周围的肌肉,以加强肌力来帮助稳定关节,其成功率约为80%。除非不得已,才以手术方式缩紧关节囊膜,减少关节活动的范围以维持肩关节稳定。对于创伤性肩关节脱位的治疗则分为两方面:一方面,在急性期,也就是第一次脱位发生时,以往都是使用保守关节复位术后就"静观其变",但是年轻人及爱好运动者复发率高。另一方面,保守治疗对于创伤后习惯性脱位的效果并不好,成功率不到20%,这就促使人们开始思考更好的治疗方式以降低"明明知道,必然会发生"的不良预后的发生率。

问8：关节镜如何治疗肩关节脱位？有哪些优缺点？

近年来，由于关节镜手术的发展，临床以微创伤口的手术技术，针对年轻人、运动员、爱好运动的患者，或特殊职业的军人、警察等在其第一次肩关节脱位后，适时予以修补剥离的肩盂唇韧带，以减少其日后复发的机会及降低复发后再治疗的复杂性。关节镜手术的结果是可以将患者肩关节脱位复发率降至10%～20%或以下。如果以切开复位的方式矫正，缝合撕离的韧带并收紧松弛的关节囊膜，术后需以肩吊带保护2～4周后开始被动关节活动，8周后开始肌力训练，12周后恢复日常活动，4～6个月恢复运动。关节镜手术除了适用于前述急性期第一次肩关节脱位的患者，更适于对某些习惯性脱位而其病灶并不是太严重的患者进行修补。关节镜手术的优点是伤口小（3个小洞），术后疼痛轻，较容易复健，关节不易僵硬，容易恢复正常活动范围及功能。短期的治疗效果和开放式手术的结果差不多。注意：不要轻易地忽视习惯性肩关节脱位的严重性。由受伤造成的脱位则最好以手术的方式治疗，唯有将不稳定的关节转为稳定的关节，才有机会享受无拘无束的活动，并减少关节炎发生的机会。

问9：骨折的内固定器材都需要取出吗？

如果骨折后实施了内固定治疗，即体内放置了钢板，不见得一定要将内固定器材取出。因为随着科技的进步，制造内固定器材的金属都已经过反复测试选择，安全无毒、相容性良好，患者很难感受到其存在，它们既不会引起疼痛，也不会使人有特别的不适，有的人甚至可以终身携带。但很多人担心内固定器材毕竟与机体有生命的组织不同，终究是一种异物，长期留在体内，可能引起不良反应。一般来说，大部分患者，特别是年轻患者需要取出内固定器材，也就是出院后经过一段时间的恢复，还需要再次回到医院接受手术。那么，什么时候才能将这些内固定器材取出呢？

如果骨折已经完全愈合，不再需要内固定的支撑作用，同时骨折邻近关节的活动已获得最大限度的恢复，不至于因为取出内固定器材的手术而影响功能锻炼，这时就可以取出内固定器材，但具体时机应由医生确定。除了引起并发症者以外，原则上是宁可适当延迟而不要提前。加压钢板十分坚固，其固定后承受骨骼大部分的应力，骨折愈合后的塑形期往往较长，钢板早期取出容易发生再次骨折。因此，取出时间应较一般钢板向后延迟。国外专家建议取出内固定器材的时间分别为：胫骨1年，股骨2年，前臂骨及肱骨1.5～2年，个别手术风险大，或高龄患者，也可暂不拆除，长期观察。但这也不是绝对的，儿童骨折如肱骨髁上骨折，愈合较快，一般术后 4～5 个月就可以取出内固定器材，在某些特殊情况下，如骨折处发生感染，即使骨折处未愈合也需取出内固定器材，因为创口一旦感染，内固定器材就成为异物，会导致创口不愈合。少数情况下，内固定器材的位置恰好靠近神经、血管，二次手术解剖层次不清楚，反而更增加损伤机会。此外，也有由于骨骼生长过牢，将内固定器材包埋其中而寻找困难的，或螺钉尾槽损伤变浅，或钉、针、钢丝折断，拆除费事甚至取不出的。经验丰富的骨科医生会根据患者的具体情况恰当处理。

（三）难愈性骨折

1. 股骨颈骨折（femoral neck fracture）

股骨颈骨折是指由股骨头下至股骨颈基底的骨折，常发生于中老年人。随着人类寿命的延长，人口老龄化，股骨颈骨折发病率日渐增高，已成为严重的社会问题。股骨颈骨折不愈合和股骨头缺血坏死是临床治疗中的两个主要难题，也是常见并发症。关于股骨颈骨折的治疗及结果等仍有许多问题待解决。

股骨颈骨折不愈合比较常见，文献报道其不愈合率为 7%～15%，在四肢骨折中发生率最高。股骨头缺血坏死是股骨颈骨折常见的并发症，近年来随着治疗的进展，骨折愈合率可达 90% 以上，但股骨头缺血坏死率迄今仍无明显下降。

对于无移位的股骨颈骨折，可行牵引治疗。但临床上常遇到骨折转变成移位者，且长期卧床易引起致命的并发症，故近年来多主张采取内固定，以利于患者早期活动。有移位的股骨颈骨折，除年龄过大且全身情况差，合并心、肺、肝、肾功能障碍不能耐受手术者，均为手术适应证。复位内固定的效果除与骨折损伤程度，如移位程度、粉碎程度和血运破坏与否有关外，主要与复位正确与否、固定正确与否、术后康复情况有关。人工关节置换术只适用于 65 岁以上或老年合并内科疾病但能耐受手术者，或陈旧性股骨颈骨折不愈合、股骨头坏死或合并髋关节骨关节炎者。股骨颈骨折的治疗原则是早期无创伤复位、多枚钉合理固定、早期康复。

2. 胫骨中下段骨折（middle and distal tibial fracture）

胫骨的滋养动脉由胫骨上端后侧穿入，向远近端走行。胫骨中下段的骨折易使滋养动脉断裂，如果外周软组织也被严重剥离，会导致血供丧失，引起骨折延迟愈合或不愈合。

症状：局部疼痛、肿胀，常见畸形、反常活动及功能障碍。除骨折体征外，特别要注意软组织损伤的严重程度、有无血管及神经的损伤。足背动脉搏动存在及肢端温暖不能排除小腿血运障碍。

治疗：稳定性骨折手法复位后，长腿石膏外固定；骨折手法复位失败，软组织损伤严重、合并骨筋膜室综合征者，行跟骨牵引，6周后去除牵引；手术治疗适用于不稳定骨折或多段骨折，以及受伤时间较短、感染不严重的开放性骨折，固定方法包括外固定支架固定、钢板内固定和带锁髓内钉内固定等。

问10：哪些部位的骨折难愈合？

骨折难愈合的好发部位是股骨颈（20%～30%）、肱骨干下1/3（15%左右）、胫骨中下1/3（15%左右）、腕舟骨（5%～10%）、锁骨（5%～10%）、齿突、腰椎峡部等。

问11：什么叫骨折延迟愈合或骨折不愈合？

骨折延迟愈合是指骨折经过治疗，超过通常愈合所需要的时间（一般为4～8个月），骨折端仍未连接。骨折经过治疗，超过通常愈合所需时间，再度延长治疗时间（一般为8个月后），仍达不到骨性愈合，称为骨折不愈合或骨不连接。

问12：为什么有些部位的骨折难愈合？

骨折难愈合，其病因如下：①患者自身条件的影响，如全身营养条件差、严重缺钙（骨质疏松）、维生素缺乏及内在疾病的影响。②局部血运情况差。③骨折愈合过程中连续不断地受到不利于骨折愈合的应力干扰，如使骨折发生再移位趋势的应力、肌肉收缩的应力、肢体重力作用对骨折端造成的应力，尤其是剪力或旋转应力，可以产生骨折端的不利活动。骨折固定（包括内固定、外固定）就是将应力干扰减少到最低限度，从而使骨折愈合过程顺利进行。但是，如果骨折断端之间的异常活动不能被固定所限制，骨折正常的愈合过程受到干扰，就会延长愈合时间，成为延迟愈合。④感染亦是影响骨折愈合过程的另一种干扰因素。感染能增加骨折端坏死，延长局部充血时间，使得骨折端的坏死和吸收更加明显，因此，血管再生和血运重建的"爬行替代"过程延长，骨折的形成和转化过程也随之受到干扰，首先会造成骨折愈合过程的延迟，直到感染被控制，愈合过程才能恢复。⑤骨折断端之间嵌夹较多软组织。⑥开放性骨折骨块丢失或去除的骨片较多，造成骨缺损。⑦人为因素。治疗方法不正确，如粗暴或反复多次手法整复、过度牵引、不合理的固定，以及不正确的练习活动、手术操作的干扰等将造成或加重局部血运障碍。另外，骨折端接触不良、骨折端应力增加等也可造成延迟愈合。

问13：什么样的骨折属于难愈性骨折？

粉碎性骨折、开放性骨折、局部发生感染的骨折、局部血运欠佳的骨折（股骨颈骨折、肱骨干下1/3骨折、胫骨中下1/3骨折、腕舟骨骨折等）都属于难愈性骨折。

问14：骨折后一定要补钙吗？

骨折患者的饮食应特别注意：①忌盲目补充钙质。钙是构成骨骼的重要成分，有人认为骨折后多补充钙质能加速断骨的愈合，但科学研究发现，增加钙的摄入量并不会加速断骨的愈合。而对于长期卧床的骨折患者，补充钙质一方面使肾小管对钙的重吸收增加，另一方面会抑制机体对钙的吸收利用，还有引起血钙升高的潜在危险，同时伴有血磷降低。所以，对于骨折患者来说，其体内并不缺乏钙质，只要根据病情和遵医嘱，加强功能锻炼和尽早活动，就能促进骨对钙的吸收利用，加速断骨的愈合，尤其是对于骨折后卧床的患者，盲目地补充钙质并无裨益，还可能有害。②忌多吃肉骨头。有些人认为，骨折后多吃肉骨头可使骨折早期愈合。其实不然，现代医学经过多次实践证明，骨折患者多吃肉骨头，非但不能早期愈合，反而会使骨折愈合时间推迟。究其原因为受损伤后骨的再生主要是依靠骨膜、骨髓的作用，而骨膜、骨髓只有在增加骨胶原的条件下才能更好地发挥作用，而肉骨头的主要成分是磷和钙，若骨折后大量摄入，则会促使骨质内无机质成分增高，导致骨质内有机质的比例失调，所以会对骨折的早期愈合产生阻碍作用。

问15：骨折后应该如何补充营养？

绝大部分骨折患者往往食欲下降，不想进食。老年患者、体质较弱或心理承受能力差的患者更容易出现这种情况，受伤或手术后短时期内尤为明显。应在心理护理的基础上，在饮食方面做到营养丰富，色、香、味俱佳，能刺激患者食欲，适当多食用西红柿、苋菜、青菜、包菜、萝卜等维生素C含量丰富的蔬菜，以促进骨痂生长和伤口愈合。据研究报道，骨折患者需要补充锌、铁、锰等微量元素。动物肝脏、海产品、黄豆、葵花子、蘑菇中含锌较多，动物肝脏、鸡蛋、豆类、绿叶蔬菜、小麦、面包中含铁较多，麦片、芥菜、蛋黄、乳酪中含锰较多。

老年人因骨质疏松发生骨折，在治疗骨折的同时必须积极补钙，同时还要补充维生素 D，以促进钙的吸收。骨折患者常有大便秘结，卧床患者更为多见，宜多食富含纤维素的蔬菜，以及香蕉、蜂蜜等促进排便的食物，必要时使用通便药物，如麻仁丸 6～9g，每日 1～2 次，或液状石蜡 20～30ml，每晚 1 次。卧床患者易发生尿路感染和尿路结石，宜适当多饮水以利尿。骨折患者对饮食没有特殊限制，但不要吸烟，因为吸烟可影响骨折愈合。

（四）运动相关性关节损伤

1. 肱骨外上髁炎（external humeral epicondylitis）

肱骨外上髁炎是伸肌总腱起点处的一种慢性损伤性炎症。

症状：逐渐出现肘关节外侧痛，在用力握拳、伸腕时加重以致不能持物，严重时拧毛巾、扫地等日常活动均感困难。

①轻型病例的治疗：限制以用力握拳、伸腕为主要动作的腕关节活动，采取休息、服用抗炎镇痛药等治疗；服药不愈者，可做局部封闭，每周 1 次，2～4 次多可痊愈。②顽固性病例的治疗：可实施伸肌总腱起点剥离松解术或卡压神经血管束切除术。在局部麻醉状态下于肱骨外上髁做纵切口，手术剥离或松解伸肌总腱，切断或松解血管神经束。亦有人认为，顽固性病例大多系桡侧腕短伸肌腱膜及旋后肌腱膜弓对桡神经深支的牵拉所致，需行该神经松解术方可使症状消失。

问 16：您了解网球肘吗？

肱骨外上髁炎在临床上十分多见，为骨科门诊就诊率最高的常见病之一。打网球者经常反手挥拍击球，若不得法常引发该病，因此俗称为"网球肘"。因职业要求（如乒乓球、网球运动中的"反拍"击球）需反复用力做伸腕动作者；泥瓦工、理发师、会计，以及偶尔从事单纯收缩臂力活动工作者都易产生附着于肱骨外上髁部肌腱、筋膜的慢性劳损。该病主要表现为肘关节外髁处局限性疼痛，临床检查时可发现肱骨外上髁处有压痛点；Mills 征阳性，即屈腕并在前臂旋前位伸肘时可诱发疼痛。

2. 狭窄性腱鞘炎（stenosing tenovaginitis）

狭窄性腱鞘炎系腱鞘因机械性摩擦而引起的慢性无菌性炎症改变。临床以桡骨茎突部狭窄性腱鞘炎和手指屈肌腱鞘炎最为常见。

症状：局部疼痛、活动受限。

治疗：减少活动、封闭治疗、手术治疗。

3. 腱鞘囊肿（ganglion）

腱鞘囊肿是关节附近的一种囊性肿物，病因尚不清楚。慢性损伤使滑膜腔内滑液增多而形成囊性疝出，或结缔组织黏液退行性变可能是发病的重要原因。目前临床上将手、足小关节处（腕背侧舟月关节、足背中跗关节等部位）的滑液囊疝和发生在肌腱的腱鞘囊肿统称为腱鞘囊肿，而大关节的囊性疝出另命名，如膝关节后方的囊性疝出称为腘窝囊肿。

问 17：腱鞘囊肿如何诊断与治疗？

腱鞘囊肿在腕背、桡侧腕屈肌肌腱及足背发病率最高，手指掌指关节及近侧指间关节处也常见，偶尔在膝关节前下方胫前肌腱膜上也可发生，但因发病部位较深，故诊断较困难。该病以女性和青少年多见。

症状：病变部位出现一个缓慢长大的肿物，肿物较小时无症状，长大到一定程度时活动关节会有酸胀感。检查可发现 0.5～2.5cm 的圆形或椭圆形肿物，边界清楚、表面光滑，不与皮肤粘连，扪之如硬橡皮样，重压包块有酸胀痛，用粗针穿刺可抽出透明胶冻状物。囊颈较小者，略可推动；囊颈较大者，则不易推动，易误诊为骨性包块。

治疗：腱鞘囊肿有时可被挤压破裂而自愈。临床治疗方法较多，但复发率高。

（1）非手术治疗：原理是使囊内容物排出后，在囊内注入药物或留置可取出的无菌异物（如缝扎粗丝线）并加压包扎，使囊腔粘连而消失。通常是在囊内注入醋酸泼尼松龙 0.5ml，然后加压包扎。此法简单、患者痛苦较少，复发率也较低。

（2）手术治疗：术中完整切除囊肿，勿残留囊壁。如在腱鞘发生，应同时切除部分相连的腱鞘；如为关节囊滑膜疝出，应在根部结扎切除，以减少复发。

4. 膝关节韧带损伤（knee ligaments injuries）

膝关节韧带损伤包括内侧副韧带损伤、外侧副韧带损伤、前交叉韧带损伤、后交叉韧带损伤，通常有明确的膝关节损伤史，应尽可能地了解受伤原因，以助于判断韧带损伤的类型。

症状：韧带损伤后，膝关节的稳定作用受到破坏，可出现不稳定性。检查可发现膝关节肿胀、压痛，关节积液，功能丧失。常用的检查方法有侧方应力试验、抽屉试验、Lachman试验、轴移试验和旋转试验。

治疗：除少数韧带不完全断裂，常无急性期不稳定者可行非手术治疗外，其余均应采取手术治疗。近年来，关节镜技术不断提高，大多采用关节镜下重建韧带。

5. 半月板损伤（meniscus injury）

半月板损伤的机制为膝关节活动过程中出现半月板的矛盾运动和膝关节运动的突然性。例如，半月板在膝关节屈伸时移动，如同时出现旋转，甚至在内外翻情况下出现矛盾运动，半月板承受垂直压力的同时遭受牵拉和剪切力，加之运动的突然性，使之容易损伤。

症状：疼痛、交锁，即关节突然半屈曲固定，伸直障碍，但可屈曲，有失控感，又称打软腿。半月板旋转挤压试验（McMurray试验）、Appley试验和负重下旋转挤压试验可为阳性。

治疗：急性期很少考虑手术治疗，可抽出关节腔内积血，加压绷带包扎，长腿石膏托固定膝关节3～4周；手术治疗，包括半月板修复术及半月板切除术。

问18：运动中膝关节受伤引起疼痛肿胀后，我们应该学会骨科医师做的哪些特殊物理检查？

在日常运动中，如果对膝关节没有采取良好的保护措施，通常容易发生膝关节损伤，引起膝关节疼痛、肿胀，甚至膝关节内已经发生了明显的器质性病变，而有些人通常不够重视，自行使用外用药物，延误了最佳治疗时机。那么在缺乏影像学资料的情况下，怎样对膝关节内的常见病变做出诊断呢？

我们可以学会骨科专科医师做的一些特殊物理检查。① McMurray 试验：患者仰卧位，检查者一手抵住关节的内侧缘，控制内侧半月板，另一手握足，使膝关节完全屈曲，小腿外旋内翻，然后缓慢伸展膝关节，可听到或感觉到弹响或弹跳；再用手抵住关节的外侧缘，控制外侧半月板，小腿内旋外翻，缓慢伸展膝关节，听到或感觉到弹响或弹跳，即该试验为阳性，提示存在半月板损伤。② Appley 试验：患者俯卧，屈膝90°，大腿前面固定于检查台上，检查者双手握患足沿小腿纵轴向下加压并旋转小腿，使股骨与胫骨关节面之间发生摩擦，半月板撕裂者可引起疼痛，此为Appley研磨试验。如在提拉小腿状态下旋转诱发疼痛，则提示韧带损伤，称为 Appley 牵拉试验。③侧方应力试验（Bochler 征）：患者伸膝，检查者一手握踝，另一手扶膝，向内侧推时外侧痛，提示有外侧副韧带损伤；向外侧推时内侧痛，提示内侧副韧带损伤。④抽屉试验：患者仰卧屈膝 90°，检查者轻坐在患侧足背上（固定），双手握住小腿上段，向后推，再向前拉。前交叉韧带断裂时，可向前拉 0.5cm 以上；后交叉韧带断裂者可向后推 0.5cm 以上。将膝屈曲 10°～15° 进行试验（Lachman 试验），则可增加该试验的阳性率，有利于判断前交叉韧带的前内束或后外束损伤。虽然这些常用的特殊检查对疾病的诊断有很好的帮助作用，但是在不熟练的情况下不能反复试验，仍需及时就医。

问 19：为什么足球、篮球运动员容易发生前交叉韧带及半月板损伤？

足球、篮球运动员在运动过程中容易因为自身或外在的力量产生足够大的突然应力，或韧带突然承受过度的负重或牵拉而造成膝关节韧带及半月板的破坏。例如，当足和小腿着地固定，身体向对侧倾斜旋转或暴力来自于小腿前外侧时，则容易伤及膝关节内侧结构和前交叉韧带及半月板；膝关节强力外伸或强力外展也易导致前交叉韧带断裂；当运动员在跑动过程中一只脚突然减速或改变方向时，虽然没有摔倒或直接碰撞，但也可能发生韧带破坏；当膝关节由屈曲至伸直同时伴有旋转时，最易发生半月板损伤。

问 20：前交叉韧带及半月板损伤术后治疗需要注意的问题有哪些？如何进行术后康复？

术后应注意观察关节有无肿胀、积液，如果有明显的肿胀、关节腔内积液，则尽量抽吸，以防止引起反射性股四头肌萎缩和关节粘连。术后由于患侧膝关节加压包扎，应注意观察患侧小腿有无肿胀，如果肿胀较重，则减轻加压的程度。术后早期应注意观察有无下肢深静脉血栓形成，如有下肢深静脉血栓形成，则及时治疗。还应注意监测患者的体温及局部症状，如果发现感染征象，则及时处理，如抗生素治疗、关节镜下病灶清除、置管冲洗引流等。

术后康复：术后第 2 天患者即可在支具的辅助下下地行走，在完全伸膝位固定 2 周后开始活动，练习屈膝至术后 4 周屈膝达 90°，最初 4 周不负重，随后 2 周部分负重到完全负重，术后 6 周屈膝达 120°。术后 6 周患者可进行闭合性训练，5 个月后可进行中等强度的体育锻炼，直至术后半年恢复正常的体育锻炼。康复锻炼的过程中应注意，术后早期每次被动关节活动度锻炼后应进行冷敷，同时可口服（或加上外用）非甾体抗炎药，抑制关节的炎症反应及疼痛。康复过程中患者应定期到医院随访，术后6个月复查MRI观察半月板的愈合情况。

问21：如果因为前交叉韧带及半月板撕裂需要手术治疗，选择什么样的手术方式最微创？

近年来，由于关节镜技术水平不断提高，如果因为前交叉韧带及半月板撕裂需要手术治疗，大多采用关节镜微创手术。

6. 跟腱损伤（achilles tendon injury）

跟腱损伤通常都是累积性的，大部分跟腱损伤以跟腱炎的形式存在，急性意外伤的后果是跟腱断裂。

症状：①跟腱可见裂隙；②足抗跖屈阻力减弱；③再次行足抗跖屈阻力检查时，在断裂跟腱处侧方挤压缺乏"坚硬"感。X线片上软组织影、超声及MRI检查均显示跟腱缺乏连续性。

治疗：运动性跟腱损伤，早期手术治疗是跟腱功能恢复的关键，非手术治疗很难使回缩的断端对合满意，缺损处最终由瘢痕连接，使跟腱相对延长，影响功能恢复且跟腱再断发生率高。因此，对于新鲜跟腱损伤，若无禁忌证，最好立即手术修复。

尽管非手术治疗给伤者带来的痛苦较少，但自体腱组织的再生修复能力有限，非手术治疗不能保证断腱断端密切接触，间隙内填充的新生组织改建成腱纤维常需要很长时间。另外，跟腱损伤的治疗应避免腱部分变长，这对于非手术治疗很难做到。因此，对于大多数运动性跟腱损伤者，手术治疗应作为首选方法。

问22：刘翔的跟腱怎么了？

相信大家都还记得2008年北京奥运会刘翔退赛的一幕，原因是刘翔的跟腱出了问题，那他的跟腱出了什么问题呢？

跟腱损伤的病因较多，可由外伤直接引起或由其他病变如肌腱炎、滑囊炎及类风湿关节炎等导致继发性损伤。跟腱损伤除由直接暴力引起外，多系间接暴力所致，如在膝关节伸直、足尖着地或足部强力背伸、跟腱突然猛力收缩时，即可引起跟腱损伤。像刘翔这样的运动员，要经常进行强度很大的跳跃、蹬腿等动作，一旦超过耐受能力，就很容易使跟腱劳损，周围发生无菌性炎症，产生组织充血、水肿、渗出和变性，继而组织增厚或粘连。

（五）其他常见的骨关节疾病

1. 肩周炎（scapulohumeral periarthritis）

肩关节周围炎，也称为粘连性关节囊炎，简称肩周炎，俗称凝肩、漏肩风或冻结肩，是指肩关节的关节囊及关节周围软组织发生的一种较广泛的慢性无菌炎症，主要引起肩关节的疼痛和功能障碍，久之发生以肌肉萎缩等临床表现为特征的软组织疾病。颈肩痛的主要痛点在肩关节周围，故称肩关节周围炎。其主要症状为颈肩持续疼痛，患侧上肢抬高、旋转、前后摆动受限。疼痛特点是上肢动则痛、不动不痛或稍痛，梳头、穿衣、提物、抬高都有困难，严重时疼痛难忍、彻夜难眠。

多因肩关节周围组织，如肩周肌、肌腱、滑囊和关节囊的慢性损伤性炎症起病。该病大多发生在40岁以上人群，软组织退行性变、对外力的承受能力减弱是发病的基本原因。长期过度活动、姿势不良等慢性致伤力是主要的激发因素。上肢外伤肩部固定过久，肩周组织继发粘连、萎缩；肩部外伤治疗不当或其他部位的疾病如颈椎病、心、肺、胆道疾病引起的牵涉痛长期不愈，使肩部肌肉持续性痉挛、缺血，形成炎性病灶，继而转变成真正的肩周炎。

症状：该病女性多于男性，左侧多于右侧，亦可双侧先后发病。颈肩持续疼痛，患侧上肢抬高、旋转、前后摆动受限，遇风遇冷感觉有沉重隐痛。患者初期尚能指出疼痛点，后期疼痛范围扩大。

治疗：肩周炎有其自然病程，有自愈倾向，早期给予理疗、针灸、适当的推拿按摩，可改善症状；每日进行肩关节的主动活动；采取局部封闭治疗。肩外因素引起的肩周炎还需治疗原发病；若疼痛严重、病程较长、保守治疗欠佳，可采用关节镜下局部松解术。

问 23：长期打麻将容易引起肩周炎吗？患了肩周炎该怎么锻炼？

打麻将已经成为老年人日常生活中必不可少的一项娱乐活动，但是长期打麻将往往会引起肩周炎。

肩关节由盂肱关节、肩锁关节、胸锁关节和肩胛骨与胸廓之间的肩胸关节组合而成，其中盂肱关节在肩关节正常运动中占有重要地位，它是全身最灵活的关节，可做屈、伸、收、展、旋内、旋外及环转运动。盂肱关节由肱骨头和肩胛骨的关节盂连接而成，其稳定性主要依赖关节囊、肌腱袖、韧带等结构，由于肱骨头较大且关节盂浅，韧带薄弱、关节囊较松弛，故极易损伤。对于经常伏案、双肩经常处于外展位工作者，包括长期打麻将者，应注意调整姿势，避免长期不良姿势造成慢性劳损和积累性损伤。

对于肩周炎患者来说，要特别注重关节的运动，可经常打太极拳、太极剑、门球，或在家中进行双臂悬吊，使用拉力器、哑铃锻炼及练习双手摆动等动作，但要注意运动适量，以免造成肩关节及其周围软组织损伤。

2. 骨关节炎（osteoarthritis）

骨关节炎是一种常见的慢性关节疾病，又称骨关节病、退行性关节炎等。该病的特征是关节软骨原发性或继发性退行性病变及骨质增生。

症状：患者多为50岁以上人群，起病缓慢，无全身症状。受累关节可有持续性隐痛，活动增加时加重，休息后好转。疼痛常不严重，气压降低时加重，故与气候变化有关。有时可有急性疼痛发作，同时有关节僵硬感，偶尔可发现关节内有摩擦音。久坐后关节僵硬加重，但稍活动后反而好转，有人称之为"休息痛"。但晚期可表现为严重畸形，引起严重功能障碍。

治疗：该病最重要且最基本的治疗方法是减少关节的负重和过度的大幅度活动，爱惜患病关节，以延缓病变的进程；应用保护软骨的药物（如氨基葡萄糖和硫酸软骨素）和非甾体抗炎镇痛药缓解疼痛；病变关节局部进行必要的理疗和适当的按摩；通过关节镜进行关节腔清理；对有持续性疼痛或进行性畸形且保守治疗无效的晚期病例，在全身情况能耐受手术的条件下可酌情行人工关节置换术、关节神经切断术或截骨术等，以改善关节功能。

问24：中老年人逐渐出现的膝关节疼痛、不适，甚至关节肿胀考虑是什么问题？如何确诊？

中老年人膝关节疼痛不适起病缓慢，无全身症状，开始可因受凉、劳累或轻微外伤而感到关节酸胀不适或钝痛，以后逐渐加重，可有关节摩擦痛。患者常有晨起时活动痛，而活动一段时间后关节逐渐灵活且疼痛减轻，过度活动后又加重，膝关节可无肿胀或轻度肿胀。以上症状多由骨关节炎引起。

可以通过一些辅助检查来诊断骨关节炎。血常规检查一般正常，偶有血沉加快，但很少超过30mm/h。关节液检查白细胞升高，偶见红细胞、软骨碎片和胶原纤维碎片。X线检查早期关节间隙变窄，软骨下骨硬化，关节边缘尖锐并有骨赘形成；晚期关节面凹凸不平，骨端变形，有时可见游离体，有轻度骨质疏松和软组织肿胀症状。关节镜检查可见滑膜绒毛明显增生、肿胀、充血；关节软骨发黄、粗糙、糜烂；可有骨质裸露、骨赘形成，半月板有不同程度的破坏。

问25：关节内长了骨刺怎么办？

常常有患者拿着X线片去医院就诊，并问腿上长了骨刺怎么办？从片子上看，是患者一侧膝关节的股骨内外侧髁有骨赘形成，胫骨平台的髁间隆突变得高尖。这些骨赘也就是患者所说的"骨刺"。患者多为60岁以上老年人，膝关节内外侧均有疼痛，活动时疼痛加剧，特别是在上下楼时明显，有时天气变化时可以诱发疼痛。检查时膝内外侧及膝眼处有压痛，膝关节主动和被动活动尚好，关节处肿胀明显，尤其以髌上、髌下部明显，活动时疼痛加剧；实验室检查血象不高，血沉稍高，抗链球菌溶血素O和类风湿因子均阴性；关节内B超提示有关节积液。据此可诊断为膝关节骨关节炎。

在骨科门诊的中老年膝痛患者中，有一半以上为骨关节炎患者，人们通常称此病为老年性关节炎，医学上称为骨关节炎或退行性关节炎。它是以关节软骨退行性改变为核心，累及骨质并包括滑膜、关节囊及关节其他结构的全方位、多层次、不同程度的慢性炎症，关节内的骨刺是其病理变化之一。主要症状有关节疼痛、关节内积液、关节畸形和功能受限，X线片可见关节间隙狭窄、软骨下骨板硬化和关节周围骨赘（骨刺）形成。

可以认为骨刺的形成是机体老化、关节退变的一个必然表现，只要到了一定年龄就会有关节的退变和骨刺的形成，因此针对骨刺本身无须治疗，也无法治疗，而治疗由于关节退变引起的疼痛等一系列症状才是问题的关键所在。目前的治疗方法有保守治疗和手术两种。保守治疗包括适当休息、功能锻炼、体重超标者注意减肥节食，以及推拿按摩、物理治疗、口服吲哚美辛（消炎痛）、双氯芬酸（扶他林）等药物治疗及关节腔内药物注射治疗等。可根据患者的不同情况，选择不同的疗法。但各种治疗方法均以减轻疼痛、延缓病情发展为目的，不可能（除非手术切除）也没有必要减少已长成的"骨刺"。

问26：骨关节炎在什么情况下需要人工关节置换？

骨关节炎晚期，持续性疼痛、关节软骨严重退变、关节畸形、活动受限，严重影响日常生活，且对一般治疗效果不佳者，可采用人工关节置换术。在过去，严重的骨关节炎最终将导致关节残障，而目前的人工关节置换手术可以使患者解除疼痛，恢复关节的活动功能。对于老年患者，关节置换在延续生命的同时也提高了生活质量；对于年轻患者，通过关节置换能使其积极参与社会活动及工作。人工关节置换术（全髋关节及全膝关节置换）的适用年龄范围已较过去增加。虚弱是老年患者的特征，许多人担心因此会影响手术的效果，但大量临床结果证实虚弱并不影响手术效果，而且功能受限越大，术后改善越好。人工关节手术的疗效明显优于关节融合术或截骨术，与多数其他慢性病的治疗相比，其费用合理且治疗有效。

（六）骨关节损伤并发症

1. 早期并发症

（1）休克：严重损伤、骨折引起大出血或重要器官损伤所致。

（2）感染：开放性骨折有发生化脓性感染和厌氧性感染的可能。细菌繁殖速度与损伤程度、局部组织生机情况和环境温度等因素相关。

（3）脂肪栓塞综合征：发生于成人，因骨折处髓腔内血肿张力过大，骨髓被破坏，脂肪滴进入破裂的静脉，而进入血液循环所致，常引起肺、脑部脂肪栓塞。肺栓塞表现为呼吸困难、发绀、心率加快和血压下降等。脑栓塞表现为意识障碍、烦躁、昏迷、抽搐等。

（4）重要内脏器官损伤：肝、脾破裂，肺损伤，膀胱、尿道损伤，直肠损伤等。

（5）重要周围组织损伤：重要血管损伤、周围神经损伤、脊髓损伤。

（6）骨筋膜室综合征：多见于前臂内侧和小腿，常由于创伤骨折或外包扎过紧等，迫使骨筋膜室容积减小，骨筋膜室内压力增加，导致骨筋膜室内的肌肉和神经因缺血而产生一系列的症状和体征。

2. 晚期并发症

（1）坠积性肺炎：多发生于骨折长期卧床的患者，特别是老年、体弱和患有慢性病的患者。

（2）压疮：严重骨折后患者长期卧床不起、骨突起处受压、局部血液循环障碍，易形成压疮。

（3）下肢静脉血栓：多见于骨盆骨折或下肢骨折患者制动、长期缺乏运动使静脉血回流减慢、血液处于高凝状态者。

（4）骨化性肌炎：又称损伤性骨化，多因关节扭伤、脱位或关节附近骨折，骨膜剥离形成骨膜下血肿，血肿机化，并在关节附近的软组织内广泛骨化，影响关节活动。多发生于肘关节。

（5）创伤性关节炎：关节外伤后，关节面破坏或骨折未能准确复位，关节面不平整，长期磨损易引起关节炎。

（6）关节僵硬：是骨折和关节损伤最为常见的并发症。

（7）急性骨萎缩：损伤所致关节附近的痛性骨质疏松，也称反射性交感神经性骨营养不良。

（8）缺血性骨坏死：骨折段的血液供应被破坏所致。

（9）缺血性肌痉挛：较严重的并发症之一，是骨筋膜室综合征治疗不当的结果。

（10）骨发育障碍：小儿骨折时，生长软骨的骺板受到破坏，影响骨骼生长，导致骨发育障碍。

二、血管损伤（vascular injury）

（一）概述

血管损伤不仅战时常见，由于工农业和交通事业迅速发展，以及医源性血管插管、造影等检查的增多，血管损伤的发生亦不少见。以四肢血管损伤最为常见，其次为颈部、骨盆部、胸部和腹部血管。动脉损伤多于静脉损伤，且以动脉损伤最为严重，常造成大出血而导致患者死亡。

（二）分类

（1）根据外伤原因分类：锐性损伤、钝性损伤、牵拉伤及撕裂伤。

（2）根据血管损伤的病理特征分类：动脉挫伤、血管部分断裂、血管完全断裂、假性动脉瘤和外伤性动静脉瘘。

（3）根据与外界是否相通分类：开放性损伤、闭合性损伤。

(三)临床表现

1. 出血

出血量取决于损伤血管的口径和损伤类型。一般来说,动脉出血量大于静脉,血管部分断裂的出血量大于血管完全断裂。在较小伤口或闭合性血管损伤中,虽体表未见明显的大出血,但血液可流进组织间隙和体腔内,表现出严重的失血症状。

2. 休克

创伤和疼痛都可以加重休克,但最基本的原因仍然是出血造成的失血性休克。开放性损伤可以粗略地估计失血量,闭合性损伤则很难估计其失血量,易延误诊断而造成休克。

3. 血肿或搏动性肿块

血管损伤后血液流入组织间隙形成血肿。通常静脉出血,血肿张力低;动脉出血,血肿张力高。如果血肿有搏动,则提示与动脉破口相通。外伤性动静脉瘘可闻及连续性杂音,流量较大的动静脉瘘如果不及时处理,则很快会出现心力衰竭。

4. 肢体肿胀

血肿形成或主要回流静脉堵塞,严重者可形成张力性水疱。

5. 肢体缺血表现(表 2-1)

表 2-1 肢体缺血表现

	动脉性缺血	静脉性缺血	混合型缺血
皮肤颜色	苍白	暗紫	暗灰
皮肤温度	低	低	低
肢体肿胀	不肿或瘪陷	肿胀	肿胀
毛细血管充盈反应	慢至无	快至无	不定
动脉搏动	减弱或消失	正常	不定

（四）诊断

在主干动、静脉行程中，任何部位的穿通伤、严重骨折和关节脱位损伤，均应怀疑血管损伤的可能。可采用彩色多普勒、磁共振血管成像（MRA）、数字减影血管造影（DSA）等影像学检查明确诊断，必要时尽早进行手术探查。

一般下列情况应警惕血管损伤的可能。

（1）喷射状或搏动性和反复出血者。

（2）巨大或进行性增大的血肿，尤其是搏动性血肿。

（3）不明原因的休克。

（4）钝性损伤后有损伤部位远端的血供障碍表现。

（5）邻近血管行径的骨折和大关节损伤，同时存在远端肢体血供障碍者。

（6）对于坠落伤或车祸等减速伤患者，要考虑主动脉或内脏动脉损伤的可能。

问27：哪些部位的骨折容易发生大血管损伤？

上肢：肱骨外科颈骨折易合并腋血管损伤；肱骨髁上骨折易合并肱动脉损伤；肱骨中段骨折易合并肱动脉损伤。

下肢：股骨下段骨折易合并腘动脉、腘静脉损伤；股骨髁上骨折，腘动脉、腘静脉易受损伤（因为在股骨髁处腘动脉、腘静脉与股骨非常靠近，股骨髁上骨折时很容易划伤血管）；股骨颈骨折可合并旋股内侧动脉、旋股外侧动脉损伤。

（五）抢救与治疗

（1）止血（hemostasis）：采用加压包扎、指压、止血带、钳夹止血或球囊导管止血。

（2）治疗休克与合并伤（treatment of shock and associated injury）：尽快建立静脉通路，予以乳酸林格溶液和代血浆扩充血容量，尽快输血；骨折患者必须保持伤肢固定，避免骨折端活动加重神经、血管损伤；应用广谱抗生素抗炎治疗，预防感染。

（3）清创与探查（debridement and exploration）：怀疑有血管损伤时尽量不用止血带，除非有血管断裂、血管不完全断裂或其他原因造成的大出血。合并有骨折或脱位者，在搬动肢体和消毒时注意避免加重血管损伤。铺巾时应显露足够的手术区，以便切口延长；同时暴露肢体远端，便于术中检查脉搏和血供恢复情况。

（4）手术治疗：①动脉结扎术，适用于非主干动脉损伤或肢体严重损伤无法保留者或全身情况危重无法行血管重建者。前臂、小腿双主干动脉区域单一动脉损伤时，结扎后可能存在远期功能影响，如冬天怕冷、运动耐力减弱。肢体的单一主干动脉区主干动脉损伤后肢体不一定坏死，但将因缺血而造成严重后果，如缺血性肌挛缩、缺血性神经麻痹、骨萎缩、关节僵硬等。②血管修复重建，血管修补、补片成形、血管端端吻合和血管移植。③血管腔内治疗，适用于外周动脉非活动性出血、动静脉瘘和假性动脉瘤等。

（5）深筋膜切开减压（incision and decompression of deep fascia）：肢体肿胀明显，张力渐行性增高时，必须急诊行深筋膜切开减压手术，术中切开彻底，可用手指感受组织中无任何张力和压力为止，达到完全缓解神经血管和皮肤软组织的张力，挽救肢体。

（6）术后治疗（postoperative treatment）：肢体妥善固定，适当抬高伤肢；充足补液，在心肾功能正常的前提下可适当过量；应用抗凝、扩血管药物；预防感染；严密观察；保暖、禁烟、镇痛、绝对卧床。

问28：大血管损伤时该如何自救？如何正确使用身边的物品处理急性大出血？

生活中难免磕磕碰碰，伤口流血时，切忌手忙脚乱，要保持镇定，掌握一些止血的方法有助于及时止血，帮助治疗。

4种常用的止血方法如下。

（1）压：当伤口流血时用手按住出血区。分为两种：①伤口直接压迫法，用干净纱布或其他布类物品直接按在出血区都能有效止血；②指压止血法，用手指压在出血动脉近心端附近的骨上，阻断血运来源，以达到止血目的，此方法需要培训。

（2）包：包扎所用的材料是纱布、绷带（弹性绷带）、干净的棉布或用棉织品做成的衬垫。包扎的原则是先盖后包，即先在伤口上盖上敷料（够大、够厚的棉织品衬垫），然后再用绷带或三角巾包扎；力度适中，即包扎后止血有效，检查远端的动脉还在搏动，包扎过松，止血无效；包扎过紧，会造成远端组织因缺血缺氧而坏死。

（3）塞：用于腋窝、肩、口鼻或其他盲管伤和组织缺损处的填塞止血法。方法是用棉织品将出血的空腔或组织缺损处紧紧填塞，直至确实止住出血。填实后，伤口外侧先盖上敷料再加压包扎，以达到止血目的。此方法的危险性在于用压力将棉织品填塞结实可能造成局部组织损伤，同时又将外面的污物带入体内而造成感染，尤其是厌氧菌感染常引发破伤风或气性坏疽。所以，除非必要，否则尽量不要采用此方法。

（4）捆：止血带止血法。通常用于手术时，用以控制肢体出血有效，但可能造成神经和肌肉的损伤，也会因肢体缺血而引起全身性并发症，不在万不得已的情况下不要使用此方法。

问29：进行人造血管移植后应该注意什么？

20世纪50年代人们成功研制出无缝的人造血管，并开始临床应用。人造血管需具备以下特征：物理和化学性能稳定；网孔度适宜；具有一定的强度；做移植手术时易缝性好；血管接通放血时不渗血或渗血少且能即刻停止；移植入人体后组织反应轻微，人体组织能迅速形成新生的内外膜。制造人造血管的原料有尼龙、涤纶、塔氟纶和天然桑蚕丝。织造的方法有针织、编织和机织。织成管状织物后，经加工处理成为螺旋状的人造血管，可随意弯曲而不致吸瘪。60年代出现了以高分子聚四氟乙烯为原料，经注塑而成的直形人造血管，商品名为考尔坦克斯（Core-Tex），现已广泛应用于临床。

人造血管移植的术后处理对手术成败至关重要，需注意以下几点：

（1）血管损伤的肢体用石膏托固定2周。

（2）抬高伤肢，稍高于心脏水平。

（3）一般血管缝合术后多不用抗凝药物。为预防血管痉挛和降低血液黏稠度，术后多给予：①低分子右旋糖酐，500～1000ml，静脉滴注，每日1次，共5～7日。②罂粟碱，60～90mg，口服，每日2～3次，共5～7日。③妥拉苏林，25～50mg，肌内注射，每6小时1次，共5～7日。④阿司匹林，0.5g，口服，每日1次；双嘧达莫（潘生丁）25～50mg，口服，每日3次，合用有协同作用。

（4）根据手术方式，用多普勒超声血流仪、半导体皮肤点温计等观察吻合口是否通畅，移植组织有无血管危象。

问30：肢体肿胀严重时，医生为什么要将其切开呢？

当肢体（特别是前臂和小腿）受到外伤或手术后敷料包扎过紧，或严重局部压迫后，出现肢体严重肿胀、剧烈疼痛，甚至出现肢端苍白、感觉异常、无脉、麻木等症状，需立即做出判断，很可能是发生了"骨筋膜室综合征"。其病理特征为：内容物体积增大或骨筋膜室的容积减少，使室内压力增加、循环受阻，造成室内肌肉、神经缺血缺氧。因缺血缺氧，毛细血管的通透性进一步增强，液体渗出增加，组织水肿严重，室内压力进一步增加而形成恶性循环，如不及时处置将发生：①濒临缺血性肌挛缩。在严重缺血早期，肌肉尚无坏死或少量坏死，若此时立即进行治疗，重建血液供应，可避免大量肌肉坏死，恢复后不影响肢体的功能。②缺血性肌挛缩。缺血持续以致有较多的肌肉坏死。若此时开始治疗，血液供应尚可恢复，但由于肌肉坏死较多，虽经纤维组织修复，也将发生瘢痕挛缩及神经损伤，以及特有的畸形如爪形手、爪形足等。③坏疽缺血。缺血缺氧不能纠正，大部分肌肉坏死，已无法修复时只能截肢，否则会出现严重并发症，可危及生命。因此，需早期迅速做出诊断并尽早治疗。急性骨筋膜室综合征需要急诊行筋膜切开处理，以缓解骨筋膜室内压力。

问31：是什么原因导致腿上的血管像蚯蚓一样呢？

腿上的血管像蚯蚓一样时，应考虑是静脉曲张。因静脉瓣关闭不全或深静脉血栓导致下肢静脉血从浅静脉回流，使得浅静脉压力增大，引起静脉曲张。深静脉通畅情况下的浅静脉曲张包括大隐静脉曲张和小隐静脉曲张，统称为单纯性下肢静脉曲张。

问32：哪些人容易出现下肢静脉曲张？如何预防？

以下人群容易出现下肢静脉曲张：①经常从事站立工作者，如教师、售货员、礼仪小姐及需要长久站立的工作人员，由于重力作用，血液压力较大地作用于静脉瓣，长此以往，使得静脉瓣功能受损，血液不能正常回流而发病。②妊娠妇女，妊娠时子宫增大，压迫髂静脉，引起静脉内压力增高而发生静脉曲张；同时，妊娠期盆腔内血流量增加，影响下肢血液回流，亦为发病原因之一。③盆腔肿瘤患者，盆腔内肿瘤和肿大的淋巴结压迫髂静脉，引起下肢静脉压增高，易于发生静脉曲张。④老年人及先天性静脉壁薄弱者，老年人的静脉壁开始退化，瓣膜功能亦减弱；先天性静脉壁薄弱者，静脉缺乏弹性、易于松弛，静脉内压增大时，管腔扩张，引起静脉瓣闭锁不全，血液向下倒流，静脉压增高，于是静脉先扩大，继而延长弯曲成为静脉结节。

长时间保持一个姿势不变，如久坐、久站、久卧都会引起静脉回流减慢，导致静脉血液淤滞。因此，不可长时间保持一个姿势不变，如果因工作性质不得不久坐或久站，要善于自我调节，过一段时间就改变一下姿势，如久坐办公室的人，工作一段时间后站起来活动一下，可以避免下肢静脉曲张的形成。

问33：一条腿肿，另一条腿不肿该怎么办？

腿肿即下肢浮肿、水肿。引起下肢水肿的原因有很多。①肾性水肿：患有急性肾炎、慢性肾炎或肾病，由于肾血流减少，水钠潴留，毛细血管通透性增加，尿中丢失蛋白过多，造成血浆胶体渗透压降低，使组织间隙液聚集而引起水肿；②心源性水肿：当各种心脏疾病诱发右心衰竭时，由于静脉血液不能顺利回流，引起静脉内压力升高，体液渗漏进入组织间隙，引起水肿；③肝性水肿：肝硬化时肝脏结构被破坏、门静脉回流受阻、门静脉压力增高，以及肝功能衰竭时血浆白蛋白过低等也会引起水肿；④营养不良性水肿：较长时间营养不良，导致低蛋白血症，可伴有全身水肿，尤以下肢水肿为甚；⑤局部性下肢水肿：多由下肢静脉、淋巴管回流受阻，体液进入组织间隙所致，如下肢栓塞性静脉炎、淋巴管炎、丝虫病、盆腔或下肢肿瘤压迫静脉。

引起腿肿的原因很多，可能是全身性疾病的一个症状，也可能是下肢局部疾病的症状之一，所以必须到医院做全面检查，查明病因，才能进行合理的治疗。但如果遇到一条腿肿，另一条腿不肿，即局部性下肢水肿，多半是由周围血管疾病引起，如下肢栓塞性静脉炎、下肢深静脉血栓形成、淋巴管炎、丝虫病、盆腔或下肢肿瘤压迫静脉等。

问34：下肢深静脉血栓形成会危及生命吗？它有什么并发症吗？

深静脉血栓形成是指血液在深静脉异常凝结，好发于下肢。在欧美国家，这是一种比较常见的疾病，在我国发病人数也呈逐年上升的趋势。该病若在急性阶段不能得到及时诊断和处理，一些血栓可能会脱落，造成肺、脑等重要器官栓塞而导致死亡。另一些患者也不能幸免于慢性血栓形成后遗症的发生，长期遭受病痛，严重影响生活和工作。

下肢深静脉血栓的并发症主要有以下几种。

（1）肺栓塞：是指肺动脉或其分支被栓子阻塞所引起的一种病理过程，其诊断率低，误诊率和病死率高。据文献报道，美国每年发生肺栓塞65万人，死于肺栓塞者达24万人；英国每年发生非致命性肺栓塞4万人，因肺栓塞致死的住院患者在2万人左右。有学者认为80%～90%的肺栓塞栓子来源于下肢深静脉血栓，尤其是在溶栓治疗过程中栓子脱落的概率更高，大的栓子可导致患者在几分钟内死亡，有报道称髂股静脉血栓引起肺栓塞的死亡率高达20%～30%。肺栓塞的典型症状为呼吸困难、胸痛、咯血，三大体征为肺湿啰音、肺动脉瓣区第二音亢进、奔马律，因此，临床上肺栓塞的预防比治疗更重要。目前临床上预防肺栓塞多采用腔静脉滤器置入。

（2）出血：溶栓治疗中最主要的并发症是出血，特别应警惕胃肠道、颅内出血，溶栓治疗前应检查血型、血红蛋白、血小板及凝血功能，药物剂量的调整通常以凝血酶原时间（PT）和部分凝血酶原时间（APTT）维持在正常值的2～2.5倍为宜。溶栓过程及溶栓后应密切观察患者有无出血倾向，如血管穿刺点、皮肤、牙龈等部位，观察有无肉眼血尿及镜下血尿，有无腹痛、黑便等。如有穿刺点出血，可压迫止血；严重的大出血时应终止溶栓，并输血或采取血浆替代治疗；对于出血性并发症应指导患者自我观察及预防，如出现牙龈出血、鼻腔出血、皮肤黏膜出血、黑便等，嘱患者不要用硬物和尖物剔牙；不挖鼻孔、耳道；勿用力咳嗽，以免引起咯血；选用软毛牙刷刷牙，动作轻柔，以免引起不必要的创伤；饮食宜清淡、易消化，以免食物损伤消化道；多食富含纤维素的食物，保持大便通畅。

（3）血栓形成后综合征：是最常见和最重要的并发症。在血栓的机化过程中静脉瓣膜遭受破坏，甚至消失或黏附于管壁，导致继发性深静脉瓣膜功能不全，即静脉血栓形成后综合征。血栓形成后综合征发生在下肢深静脉血栓形成后数月至数年，主要表现为下肢慢性水肿、疼痛、肌肉疲劳（静脉性跛行）、静脉曲张、色素沉着、皮下组织纤维化，严重者形成局部溃疡，影响患者的生活质量。有报道称，下肢深静脉血栓形成患者遵照医嘱，出院后穿弹力袜，口服抗凝药物（如拜阿司匹林100mg，1次/天）3个月至半年，避免久站久坐，休息时抬高患肢，一般很少发生血栓形成后综合征。对于已发生血栓形成后综合征的患者，若有瓣膜关闭不全，可采用瓣膜修补术，手术时操作应轻巧，避免损伤静脉，术中用脉冲电极刺激小腿肌肉来增加收缩，促进血液回流，术后鼓励患者经常主动活动足部，尤其是脚趾，均能取得满意疗效。

问35：下腔静脉滤器是什么？什么情况下需要使用？

下腔静脉滤器是一种由金属丝制成的器械，可通过特殊的输送装置放入下腔静脉，以拦截血流中较大的血栓，避免血栓随血流进入肺动脉，造成致死性肺栓塞。

安置滤器后可发生滤器移位、阻塞、出血等并发症，且费用较高，故临床上要严格掌握其适应证。以下情况可考虑安置滤器：①深静脉血栓形成禁忌抗凝治疗或抗凝治疗有严重出血并发症者；②抗凝治疗仍有肺栓塞者；③行动脉血栓摘除术或肺动脉血栓内膜剥脱术者；④首次肺栓塞后残留深静脉血栓形成者；⑤广泛大面积髂股静脉血栓形成者。下腔静脉滤器置入途径应选择健侧，若双侧髂股静脉血栓，则应选择经右侧颈内静脉置入。

问36：下肢深静脉血栓形成需要卧床休息吗？

急性下肢深静脉血栓患者，需卧床休息 1～2 周，使血栓黏附于静脉内膜，减轻局部疼痛，促使炎症反应消退，减轻肢体肿胀。患肢抬高需高于心脏水平，离床 20～30cm，膝关节处安置于稍屈曲位。如抬高适宜，则不需用弹力绷带或穿弹力袜。开始起床活动时，需穿弹力袜或用弹力绷带，适度压迫浅静脉，以增加静脉血回流量，以及维持最低限度的静脉压，阻止下肢水肿发展。对于早期患者，禁忌久站及久坐。对于重型髂股静脉血栓形成患者，适当限制站立及坐位，并抬高患肢 3 个月，这样可促使下肢建立侧支静脉以减轻下肢水肿。

问37：下肢深静脉血栓恢复期如何使用弹力袜？

小腿深静脉或浅静脉血栓性静脉炎患者，一般不需使用弹力袜，但如踝部及小腿下部出现水肿，可用数周；腘、股静脉血栓形成者，一般使用不超过 6 周；髂股静脉血栓形成者，先使用 3 个月，以后间断去除，一般不超过 6 个月，但如出现水肿，则需继续使用。

问38：周围血管相关的疾病通常会导致哪些不适？该做哪些检查来确诊？

周围血管相关的疾病主要包括静脉曲张、血栓性静脉炎、血栓闭塞性脉管炎、下肢动脉硬化性闭塞症、布加综合征、雷诺综合征等。常见的临床表现有下肢浅静脉处于怒张、曲张状态；走路时下肢酸痛不适、困沉；下肢皮肤出现色素沉着、脱屑、瘙痒、皮下组织硬结；表皮温度升高，有疼痛或压痛感，水肿，破损后形成经久不愈的溃疡（俗称老烂腿等）；患肢疼痛、发凉、怕冷，患肢（趾、指）可出现针刺感、奇痒感、麻木感、烧灼感等异常感觉；趾（指）甲增厚、变形，严重时出现坏疽和溃疡。通常应用彩色多普勒、计算机断层扫描血管造影（CTA）、MRA 和 DSA 检查即可确诊。

第三章
人体"司令部"的挑战——颅脑、脊柱和脊髓损伤

一、颅脑损伤（craniocerebral injury）

（一）概述

大脑是人体的"最高司令部"，协调着全身各个系统的生命活动。各项生命活动，从呼吸、心跳、新陈代谢、生长发育到运动、学习和思维，都是在大脑的调控之下进行和完成的，其结构与功能极其复杂，重要地位更是不言而喻。一旦"司令部"因外力受到损害，后果将非常严重，损伤大脑不同的结构可能导致不同的后果，有些可以导致肢体瘫痪，有些导致计算、记忆、思维等认知功能损害，严重者可能导致"植物人"甚至危及生命。同时，救治的及时性、正确性及后续的康复治疗均可能对颅脑损伤的后果产生一定的影响。因此，正确认识颅脑损伤，掌握有效的处理方式显得非常重要。

颅脑损伤是一种常见的外伤，可单独存在，也可与其他损伤并存。在现代医学中，其分类方式有多种。根据解剖部位可以分为头皮损伤、颅骨损伤和脑损伤，三者可以合并存在。其中，头皮损伤包括头皮血肿、头皮裂伤、头皮撕脱伤等。颅骨损伤包括颅盖骨线状骨折、凹陷性骨折、颅底骨折。脑损伤包括脑震荡、弥漫性轴索损伤、脑挫裂伤、脑干损伤等。按损伤发生的时间和机制又可分为原发性颅脑损伤和继发性颅脑损伤；按颅腔内容物是否与外界相通分为闭合性颅脑损伤和开放性颅脑损伤；根据伤情的严重程度又可分为轻、中、重和特重四型颅脑损伤。

1. 病因

日常生活中，颅脑损伤的常见原因为交通事故、高处坠落、跌倒、工伤事故和火器伤。难产和产钳也可能引起婴儿颅脑损伤。在战争年代，导致颅脑损伤的主要原因包括房屋或工事倒塌、爆炸性武器所形成的高压冲击波的冲击等。

2. 临床表现

在发生颅脑损伤之后，一般会出现如下症状。

（1）意识障碍：绝大多数患者伤后即丧失意识，时间长短不一。意识障碍由轻到重表现为嗜睡、模糊、浅昏迷、中昏迷和深昏迷。

（2）头痛、恶心、呕吐：是伤后常见症状，如果持续存在并不断加剧应警惕颅内血肿。

（3）瞳孔变化：伤后瞳孔的变化根据损伤部位不同而有多种情况。如果伤后一侧瞳孔立即放大，对光反射消失，患者意识清醒，一般为动眼神经直接原发损伤；若双侧瞳孔大小不等且多变，表示中脑受损；若双侧瞳孔极度缩小，对光反射消失，一般为脑桥损伤；如果一侧瞳孔先缩小，继而放大，对光反射差，患者意识障碍加重，则为典型的小脑幕切迹疝表现；若双侧瞳孔放大且固定，对光反射消失，多为濒危状态。

（4）生命体征：伤后出现呼吸浅慢、脉搏微弱、节律紊乱、血压下降，一般经数秒及10多分钟后逐渐恢复正常。如果生命体征紊乱时间延长，且无恢复迹象，表明脑干损伤严重；如果伤后生命体征已恢复正常，随后逐渐出现血压升高，呼吸和脉搏变慢，则常提示继发性颅内血肿或水肿的可能。

此外，还有如下特殊表现。

（1）新生儿颅脑损伤：几乎都是产伤所致，一般表现为头皮血肿、颅骨变形、囟门张力增高或频繁呕吐。婴幼儿以骨膜下血肿较多见，且容易钙化。小儿易出现乒乓球样凹陷性骨折。婴幼儿及学龄前儿童伤后反应严重，生命体征紊乱明显，容易出现休克症状，常有延迟性意识障碍表现。小儿颅内血肿临床表现轻微，脑疝出现晚，但后期病情变化急骤。

（2）老年人颅脑损伤：意识障碍时间长，生命体征改变明显，并发颅内血肿时早期症状多不明显，但呕吐常见，症状发展快。

（3）重型颅脑损伤：常可引起水、电解质和酸碱平衡紊乱，应激性高血糖，脑性盐耗综合征，脑性肺水肿及脑死亡等表现。

问1：头部受伤后看起来没事就真的没事了吗？

根据伤后脑组织与外界相通与否，脑损伤分为两种：开放性脑损伤、闭合性脑损伤。开放性脑损伤即头面部可见明显的伤口或流血，对于这种情况人们会相当重视。相比之下，闭合性脑损伤则常被忽视。在没有明显外部伤口的情况下，要特别注意伤员的意识变化及四肢活动情况，如果出现意识改变，则可能尽管头颅的外表看起来没事，但是脑组织在撞击时已受到严重的损伤，就像一个西瓜掉在地上，瓜皮看起来没事，但是里面的瓤已经损坏了，必须立即进行处理。

问2：脑外伤昏迷后清醒意味着好转吗？

头部受伤昏迷后，如果意识恢复，可能是病情好转，也可能是病情加重过程中出现的中间清醒期，不能掉以轻心，如硬膜外血肿就常出现这种情况，如果救治不及时，就有可能再次出现昏迷，甚至可导致脑疝而危及生命。根据受伤的情况、出血的快慢，每个人的清醒期不同，急性者为3天之内，慢性者会长达1～2个月。在这段时间内，因为颅内不断渗血，最后出现血肿，压迫相邻的脑组织，继发脑疝，可压迫脑干，可能导致偏瘫、昏迷，甚至危及生命。

3. 检查

问3：脑外伤后应做哪些常规检查？

脑外伤后，为了明确受损部位及损伤程度，在排除或明确身体其他部位的外伤情况后，尚需要接受正规医院的针对性影像学检查。

（1）X线检查：包括正位、侧位和创伤部位的切线位平片，有助于颅骨骨折、颅内积气、颅内骨片或异物的诊断。颅骨线性骨折时注意避免与颅骨骨缝混淆，某些特殊部位的骨折需要特殊的摄片角度，如检查枕部的骨折通常使用汤氏位。

（2）CT检查：是颅脑外伤时的首选检查方法。特点是速度快、成像精度高，对颅脑血肿、脑挫裂伤、颅骨骨折敏感，可以快速如实地反映损伤范围及程度，还可以动态观察病变的发展与转归。但在诊断等密度、位于颅底或颅顶、脑干内或体积较小的病变方面相较MRI尚有一定的欠缺。

（3）MRI检查：对于等密度的硬膜下血肿、轻度脑挫裂伤、小灶性出血、外伤性脑梗死初期及位于颅底、颅顶或后颅窝等处的薄层血肿，特别是脑干损伤和弥漫性轴索损伤，MRI检查有明显优势，但是其扫描时间较长。因其存在强磁场，故带磁性的担架、易受干扰或损坏的监护和支持设备不能进入检查室，故不适于躁动、不合作或危急患者。

4. 治疗

在明确诊断之后，根据病情选择合适的治疗方式。

（1）非手术治疗：绝大多数轻、中及重型颅脑损伤患者多以非手术治疗为主。主要包括：①生命体征的监测与支持，必要时及时做气管切开；②颅内压监测，亚低温治疗；③脱水药物、神经营养药物、止血药物、抑酸药物、抗菌药物等联合对症治疗；④营养支持，注意水、电解质平衡紊乱的纠正；⑤预防肺部感染、压疮、下肢静脉血栓等并发症；⑥动态头颅 CT 监测。

（2）手术治疗：颅脑损伤手术治疗的原则是救治患者的生命，恢复神经系统的重要功能，降低死亡率和伤残率。主要针对开放性颅脑损伤、闭合性颅脑损伤伴颅内血肿或因颅脑外伤所引起的合并症或后遗症。主要手术方式有大骨瓣减压术、开颅血肿清除术、清创术、凹陷性骨折整复术和颅骨缺损修补术等。

问 4：若无明显外伤，怎样判断颅脑损伤的严重程度？

国际上有一个通用评分方法：格拉斯哥昏迷评分法（GCS），其可以判断颅脑损伤的严重程度（表 3-1）。

表 3-1 格拉斯哥昏迷评分法

睁眼反应	计分	言语反应	计分	运动反应	计分
能自行睁眼	4	能对答，定向*准确	5	能按吩咐完成动作	6
呼之能睁眼	3	能对答，定向*有误	4	刺痛时能定位，手举向疼痛部位	5
刺痛能睁眼	2	胡言乱语，不能对答	3	刺痛时肢体能回缩	4
不能睁眼	1	仅能发音，无语言	2	刺痛时双上肢呈过度屈曲	3
		不能发音	1	刺痛时四肢呈过度伸展	2
				刺痛时肢体松弛，无动作	1

*对人物、时间和地点的辨别。

注：将 3 个反应的得分相加，轻型：13～15 分；中型：9～12 分；重型：6～8 分；特重型：3～5 分。

（二）头皮损伤（scalp injury）

头皮，即头顶及其周围的皮肤，是覆盖于颅骨之外的软组织。头皮是颅脑防御外界暴力的表面屏障，具有较大的弹性和韧性，对压力和牵张力均有较强的抗力，故暴力可以通过头皮及颅骨传入颅内，造成脑组织的损伤，而头皮却完整无损或只有轻微的损伤。头皮的结构与身体其他部位的皮肤有明显的不同，其表层毛发浓密、血运丰富，皮下组织结构致密，有短的纤维隔将表层、皮下组织层和帽状腱膜层连接在一起，三位一体，不易分离，其间富含脂肪颗粒，具有一定的保护作用。帽状腱膜与颅骨骨膜之间有一疏松的结缔组织间隙，可使头皮赖以滑动，故有缓冲外界暴力的作用（图3-1）。

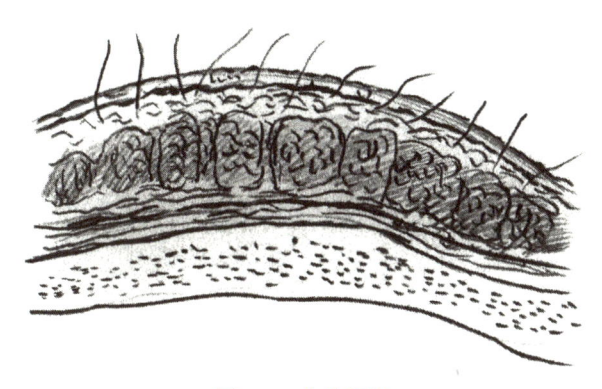

图3-1　头皮解剖

头皮损伤是原发性颅脑损伤中最常见的一种，损伤的范围可由轻微擦伤到整个头皮的撕脱伤，其意义在于头皮损伤的情况有助于对颅脑损伤的部位及轻重进行判断。头皮损伤往往都合并有不同程度的颅骨及脑组织损伤，可成为颅内感染的入侵门户，引起颅内继发性病变，所以头皮损伤后的重建已越来越受到重视。

1. 头皮血肿（scalp hematoma）

问5：头被撞肿了要不要紧？

头皮富含血管，遭受钝性打击或碰撞后可造成组织内血管破裂出血，而头皮仍属完整。按照血肿出现于头皮内的具体层次可分为皮下血肿、帽状腱膜下血肿及骨膜下血肿。

（1）皮下血肿：头皮的皮下组织层是头皮的血管、神经和淋巴汇集的部位，伤后易于出血、水肿，表现为体积小、张力高、疼痛十分显著。处理：头皮下血肿多在数天后自动吸收，无须特殊治疗，早期冷敷可以减少出血和疼痛，1～2天后改为热敷可以促进血肿吸收。

（2）帽状腱膜下血肿：帽状腱膜下层是一层疏松的蜂窝组织层，其间有导血管。当头部遭受斜向暴力时，头皮剧烈滑动，引起层间的导血管撕裂，出血较易扩散，常致巨大血肿。其临床特点是：血肿范围广，严重时血肿边界与帽状腱膜附着缘一致，恰似一顶帽子顶在患者头上。血肿张力低，波动明显，疼痛较轻，有贫血外貌。婴幼儿巨大帽状腱膜下血肿可引起休克。处理：较小的血肿可采用早期冷敷、加压包扎，1～2天后改为热敷，待其自行吸收。如果血肿巨大，则应前往正规医院就诊并接受系统治疗。可考虑切开清除血肿或待液化后穿刺抽吸。

（3）骨膜下血肿：除婴儿因为生产时受伤或胎头吸引助产所致外，一般都伴有颅骨骨折，血液集积在骨膜与颅骨表面之间。其特点是：血肿边界止于骨缝，这是因为颅骨在发育过程中将骨膜夹在骨缝之内，故很少有骨膜下血肿超过骨缝者，除非骨折线跨越两块颅骨，但血肿仍将止于另一块颅骨的骨缝。处理：早期仍以冷敷为宜，但忌用强力加压包扎，以防引起硬脑膜外血肿，血肿较大者应前往正规医院就诊并接受系统治疗。

2. 头皮裂伤（laceration of scalp）

问 6：头皮裂伤一定会出很多血吗？

头皮裂伤可由尖锐器具或钝器伤所致（图 3-2）。头皮含有大量的毛囊、汗腺和皮脂腺，容易隐藏污垢、细菌，导致感染。头皮的血液循环十分丰富，即使发生裂伤，但只要能够及时施行彻底的清创，感染并不多见。在头皮各层中，帽

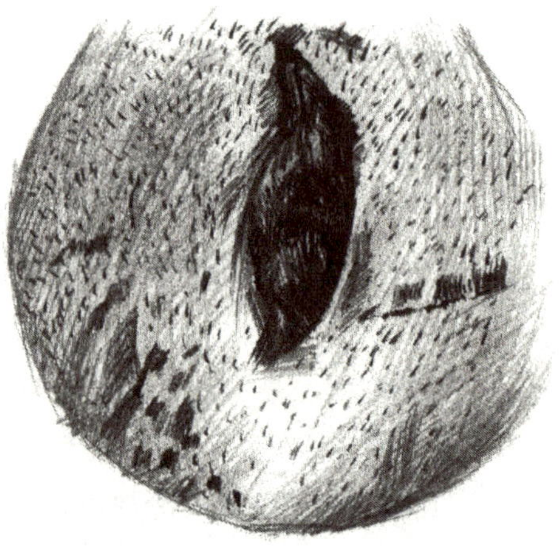

图 3-2　钝器所致的头皮裂伤

状腱膜是一层坚韧的腱膜，它不仅是维持头皮张力的重要结构，也是防御浅表感染侵入颅内的屏障。当头皮裂伤较浅，未伤及帽状腱膜时，裂口不易张开，血管断端难以退缩止血，出血反而较多。若帽状腱膜断裂，则伤口明显裂开，损伤的血管断端随伤口退缩、自凝，故较少出血。

处理：头皮裂伤应作急症处理，将伤口加压包扎止血，进行清创缝合术。处理的原则是尽早施行清创缝合，即使伤后超过1天，只要没有明显的感染征象，仍可到医院进行彻底清创一期缝合，同时应给予抗菌药物及预防破伤风治疗。

3. 头皮撕脱伤（scalp avulsion）

头皮撕脱伤是一种严重的头皮损伤，常见于留有长发的女性不慎将头发卷入转动的机轮而致。由于表皮层、皮下组织层与帽状腱膜紧密相接在一起，故在强力的牵扯下往往使头皮自帽状腱膜下间隙全层撕脱，有时连同部分骨膜也被撕脱，使颅骨裸露，患者大量失血，可致休克，但较少出现颅骨骨折或脑损伤。

处理：应首先积极采取止血、镇痛、抗休克等措施。用无菌敷料覆盖创面加压包扎止血，并保留撕脱的头皮备用，争取在12小时内送往有条件的医院清创。根据患者就诊时间的早晚、撕脱头皮的存活条件、颅骨是否裸露及创面有无感染迹象而采用不同的方法处理。

问7：撕脱的头皮还能用吗？

撕脱的头皮可以再利用。头皮占全身体表面积的3%，发生撕脱伤时往往创面较大，因此，撕脱头皮的再利用非常必要。头皮部分撕脱有蒂者，可彻底清创后直接缝合处理。头皮完全撕脱者，如果撕脱头皮较完整，无明显挫伤，污染较轻，有可供吻合的血管，全身条件许可，可以进行吻合血管的撕脱头皮回植术。

问8：您知道常按摩头皮的妙用吗？

用手抓头皮按摩，不仅可以消除疲劳，对神经衰弱、高血压、动脉硬化、神经性头痛、脱发、白发和斑秃等也有一定的防治作用。具体方法：手心向内，手指张开如抓痒一般。抓时闭眼，心神安定，身体放松。自前额的发际处抓起，由前向后，经头顶至后发际；再从后向前，循环往复。抓时主要用两个小指头的螺纹面进行按摩，其他手指随着小指的按摩用指甲抓头皮，动作匀缓轻柔，以免损伤头皮。呼气时抓，吸气时停。可每天早起、午休及晚睡前各做1次，每次10分钟左右，平时也可多做几次。

(三) 颅骨损伤 (skull traumas)

颅骨是构成颅腔的类似球形的骨壳，由 23 块形状和大小不同的扁骨和不规则骨组成（中耳的 3 对听小骨未计入），容纳和保护颅腔内容物。除下颌骨及舌骨外，其余各骨彼此借缝或软骨牢固联结（图 3-3）。

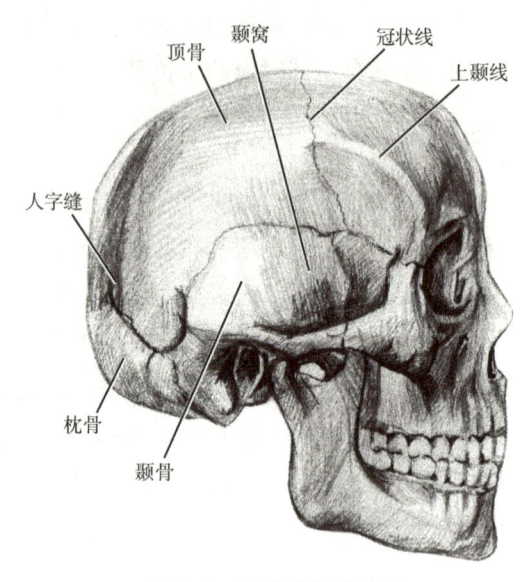

图 3-3　颅骨骨线及解剖

颅骨损伤即颅骨骨折，指颅骨受到暴力作用导致其连续性遭到破坏。颅骨骨折占颅脑损伤的 15%～20%，可发生在颅骨的任意部位，以顶骨最多，额骨次之，颞骨和枕骨再次之。

颅骨骨折的伤员，不一定都合并严重的脑损伤；没有颅骨骨折的伤员，则可能存在严重的脑损伤，这需高度重视。

颅骨骨折按照骨折部位分为颅盖骨折和颅底骨折；按骨折形态分为线性骨折和凹陷性骨折；按骨折与外界是否相通分为开放性骨折和闭合性骨折。开放性骨折和累及气窦的颅底骨折有可能合并颅内感染或骨髓炎。

问 9：头部受到撞击时最容易发生骨折的部位是哪？

头部受到外力冲撞时最容易出现骨折的部位为颞骨翼部，即太阳穴所在的位置，因为颞骨翼部是整个颅骨中最薄弱的部位，外伤时极易发生凹陷性骨折。

1. 线性骨折（linear fracture）

线性骨折（图3-4，图3-5）大多是因为暴力直接作用于颅骨所致，可单发或多发，发生率高，一般需要依靠X线检查确诊。单纯线性骨折本身不需特殊处理，但应警惕是否合并脑损伤。颅底部的线性骨折多为颅盖骨折延伸到颅底，也可由间接暴力所致。

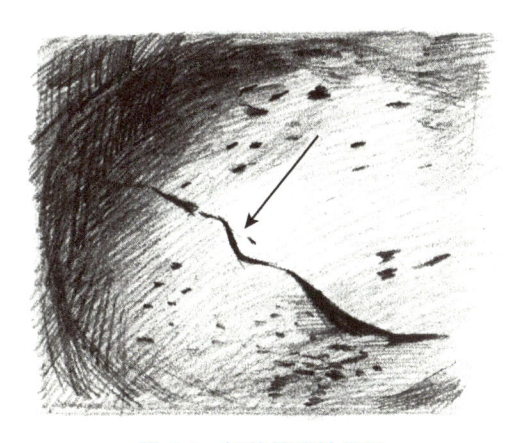

图3-4 颅盖骨线性骨折

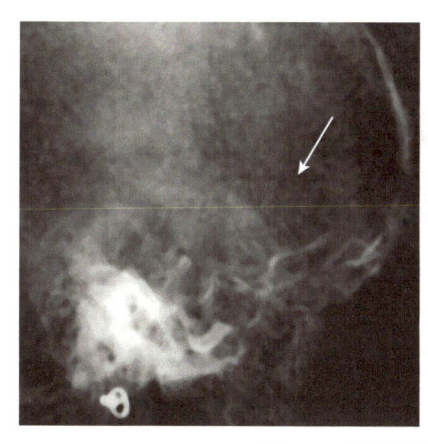

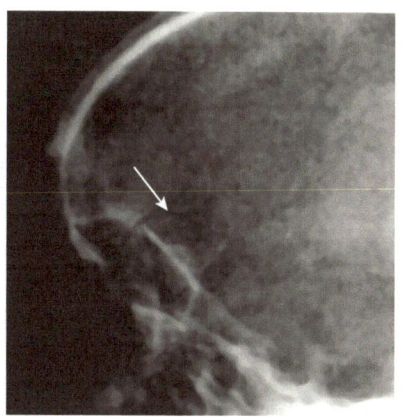

图3-5 颅盖骨线性骨折X线片

根据发生部位，线性骨折可分为以下几种。

（1）颅前窝骨折：常累及眼眶顶和筛骨，伴有鼻出血、脑脊液鼻漏、外伤性颅内积气，球结膜下出血、眼眶周围淤血（"熊猫眼"征）（图3-6），嗅神经及视神经损伤。

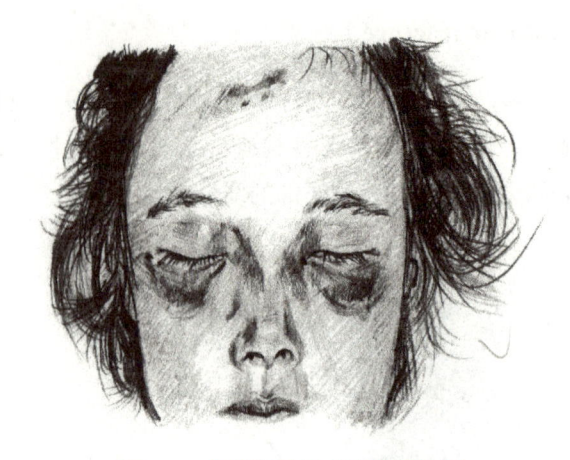

图 3-6　颅前窝骨折"熊猫眼"征

（2）颅中窝骨折：常出现鼻出血或脑脊液鼻漏、脑脊液耳漏、面神经和听神经损伤，伤及颈动脉海绵窦段可出现搏动性突眼及颅内杂音。

（3）颅后窝骨折（图 3-7）：骨折累及颞骨岩部后外侧时，伤后 1～2 天出现乳突部皮下淤血斑块；骨折在基底部时，有枕骨下淤血肿胀；骨折在枕骨大孔处，可有后组脑神经的损害。

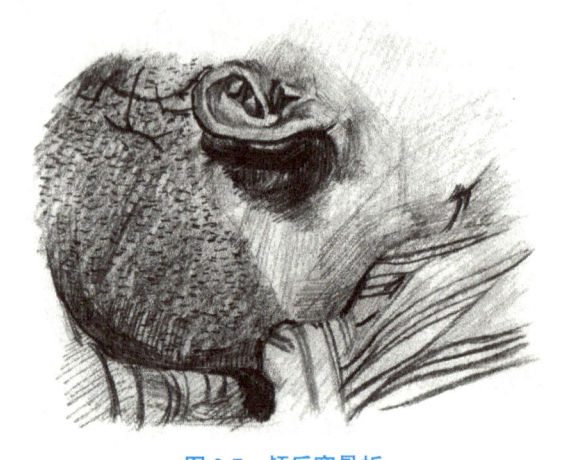

图 3-7　颅后窝骨折

2. 凹陷性骨折（depressed fracture）

凹陷性骨折多见于额部、顶部。一般单纯性凹陷性骨折头皮完整，不伴有脑损伤，多为闭合性损伤，但粉碎性凹陷性骨折则常伴有硬脑膜和脑组织损伤，甚至引起颅内出血。

（1）闭合性凹陷性骨折：儿童较多见，尤其是婴幼儿颅骨弹性较好，钝性的致伤物可引起颅骨凹陷，但头皮完整无损，类似乒乓球样凹陷，亦无明显的骨折线。患儿多无神经功能障碍，但若凹陷区较大且较深，可有脑受压症状和体征。

（2）开放性凹陷性骨折：常系强大打击或从高处坠落到有突出棱角的物体上所致，往往是头皮、颅骨、硬脑膜与脑同时受累而引起的开放性颅脑损伤。临床常见有洞形凹陷性骨折及粉碎性凹陷性骨折两种类型。

1）洞形凹陷性骨折：多为接触面小的重物打击所致，多为凶器直接穿透头皮及颅骨进入颅腔。骨折的形态通常与致伤物形状相同，是法医学认定凶器的重要依据。骨碎片常被陷入脑组织深部，造成严重的局部脑损伤、出血和异物存留。但由于颅骨整体变形较小，一般没有广泛的颅骨骨折和脑弥散性损伤，因此洞形骨折的临床表现常以局部神经缺损为主。

2）粉碎性凹陷性骨折（图3-8）：伴有着力部位骨片凹陷，常为接触区较大的重物致伤，不仅局部颅骨凹曲变形明显，导致陷入，颅骨整体变形亦较大，造成多数以着力点为中心的放射状骨折。硬脑膜常为骨碎片所刺破，脑损伤较严重，除局部有冲击伤之外，常有对冲性脑挫裂伤或颅内血肿。

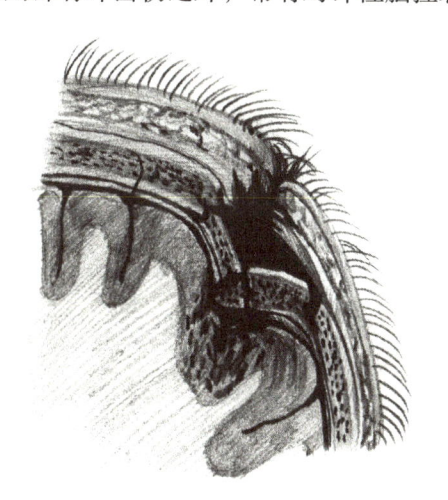

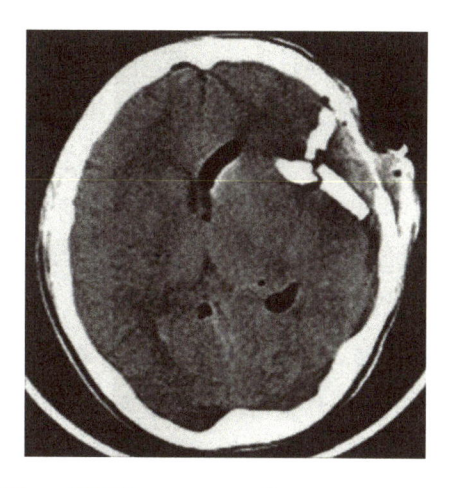

图 3-8　颅骨粉碎性凹陷性骨折

3. 预防

问 10：如何预防颅骨损伤？

颅骨是容纳和保护脑组织的结构，骨质较厚，一般小的暴力不会造成颅骨骨折，较大的暴力或作用点在颅骨薄弱区才会导致颅骨骨折。预防方面，矿业、建筑业等行业的从业人员应佩戴安全头盔，严格遵守从业规范；在遭遇暴力时应注意保护头部，特别是颞部。因颞部骨骼较薄，且有脑膜中动脉走行，此处骨折容易导致脑膜中动脉破裂，引起急性硬膜外血肿，出血量大，有出现脑疝的风险。

生长性颅骨骨折是颅骨骨折中较为特殊的类型，常继发于婴幼儿急性分离性颅骨骨折后，以头部囊性肿块、局部颅骨缺损、神经功能障碍和癫痫为主要临床表现。因此，此类骨折的早期预防非常重要。

4. 治疗

问11：颅骨骨折需要手术治疗吗？

（1）颅盖骨折的治疗：治疗原则是手术复位。

手术指征：骨折片陷入颅腔的深度为1cm以上；大面积的骨折片陷入颅腔，因骨性压迫或并发出血等引起颅内压增高者；因骨折片压迫脑组织，引起神经系统体征或癫痫者。位于大静脉窦部的凹陷性骨折如引起神经系统体征或颅内压增高者也应手术整复或摘除陷入的骨折片。若缺损过大，则应留待日后择期修补。术前必须做好充分的输血准备，以防骨折整复时大出血。术后应密切观察，以防出血。

（2）颅底骨折的治疗：颅底骨折多数无须特殊治疗，而要着重处理合并的脑损伤和其他并发损伤。若出现耳、鼻出血和脑脊液漏，不可堵塞或冲洗，以免引起颅内感染。多数脑脊液漏能在2周左右自行停止；持续4周以上或伴颅内积气经久不消时，应及时手术，进行脑脊液漏修补，封闭漏口。对碎骨片压迫引起的视神经或面神经损伤，应尽早手术去除骨片。伴脑脊液漏的颅底骨折属于开放伤，需给予抗生素治疗。

问12：应该如何照顾颅骨骨折患者？

饮食以高蛋白、高维生素、低脂肪、易消化的食物为宜，如鱼、瘦肉、鸡蛋、蔬菜、水果等；避免受伤颅骨再次受压；加强功能锻炼，必要时可进行一些辅助治疗，如高压氧治疗等；外伤性癫痫患者，继续应用抗癫痫药物，外出须有陪护，以防发生意外。

（四）脑损伤（brain injury）

脑损伤是指暴力作用于头部造成的脑组织器质性损伤。

根据伤后脑组织与外界相通与否，分为开放性脑损伤及闭合性脑损伤。前者多由锐器或火器直接造成，伴有头皮裂伤、颅骨骨折和硬脑膜破裂，有脑脊液漏；后者为头部接触较钝物体或间接暴力所致，不伴有头皮或颅骨损伤，或虽有头皮、颅骨损伤，但脑膜完整，无脑脊液漏。

根据暴力作用于头部时是否立即发生脑损伤，分为原发性脑损伤和继发性脑损伤。原发性脑损伤指暴力作用于头部时立即发生的脑损伤，主要有脑震荡、脑挫裂伤、原发性脑干损伤等。继发性脑损伤指受伤一定时间后出现的脑受损病变，主要有脑水肿、颅内血肿等。脑水肿继发于脑挫裂伤；颅内血肿因颅骨、硬脑膜或脑的出血而形成，与原发性脑损伤可以相伴发生，也可单独发生。

1. 脑震荡（brain concussion）

脑震荡是指头部遭受外力打击后即刻发生的短暂的脑功能障碍。临床表现为短暂性昏迷、近事遗忘，以及头痛、恶心和呕吐等，神经系统检查无阳性体征发现。它是最轻的一种脑损伤，经治疗后大多可以治愈。可以单独发生，也可以与其他颅脑损伤如颅内血肿合并存在。

问 13：脑震荡会导致失忆吗？

脑震荡的临床表现：①意识障碍，程度较轻且时间短暂，可以短至数秒或数分钟，一般不超过半小时；②逆行性遗忘，清醒后对受伤当时的情况及受伤经过不能回忆，但对受伤前的事情能清楚地回忆；③其他症状，常有头痛、头晕、恶心、厌食、呕吐、耳鸣、失眠、畏光、注意力不集中和反应迟钝等症状；④神经系统检查无阳性体征，头部 CT 等影像学检查一般无明显的阳性表现。

治疗：①脑震荡患者伤后应短期留院观察 2～3 天，定时观察意识、瞳孔和生命体征的变化，以便及时发现可能并发的迟发性颅内血肿。②适当卧床休息，减少脑力和体力劳动。③对症支持治疗。④精神鼓励，消除顾虑。

用药：①头痛和失眠者可分别给予镇痛剂和催眠药处理。②若伤后早期呕吐明显而影响进食，可静脉补充液体。

问 14：脑震荡的急救方法是什么？

安静卧床休息 1～2 周，保持呼吸道通畅。避免头部震动，减少脑力劳动。对症治疗，发热时用冷水或冰块敷于头部或额部降温。忌用吗啡和度冷丁。注意观察病情变化，重者送医院治疗。

2. 脑挫裂伤（cerebral contusion）

脑挫裂伤是脑挫伤和脑裂伤的统称。通常脑表面的挫裂伤多发生在暴力打击和对冲的部位，尤其是后者，一般较为严重并常以额部、颞前端和底部为多，这是由脑组织在颅腔内滑动及碰撞引起的。脑实质内的挫裂伤则常因脑组织变形和剪性应力而引起损伤，通常见于不同介质的结构之间，并以挫伤及点状出血为主。

临床表现：脑挫裂伤的临床表现因致伤因素和损伤部位不同而异，轻者可没有原发性意识障碍，如单纯的闭合性凹陷性骨折、头颅挤压伤，而重者可致深度昏迷，甚至死亡。意识障碍是脑挫裂伤最突出的临床症状之一，伤后多立即昏迷，由于伤情不同，昏迷时间由数分钟至数小时、数日、数月乃至迁延性昏迷不等。长期昏迷者多有广泛脑皮质损害或脑干损伤。一般常以伤后昏迷时间超过30分钟为判定脑挫裂伤的参考时限。

治疗：挫裂伤的治疗当以非手术治疗为主，应尽量减少脑损伤后的一系列病理生理反应，严密观察颅内有无继发性血肿，维持机体内外环境的生理平衡及预防各种合并症的发生。除非颅内有继发性血肿或有难以遏制的颅内高压需手术外，一般不需外科处理。

（1）非手术治疗：脑挫裂伤发生之际，也就是继发性脑损伤开始之时，两者密切相连、互为因果，所以尽早进行合理的治疗是减少致残率、降低死亡率的关键。非手术治疗的目的：首先是防止脑伤后一系列病理生理变化加重脑损害；其次是提供一个良好的内环境，使部分受损脑细胞恢复功能。因此，正确的处理应既着眼于颅内，又顾及全身。

1）一般处理：对轻型和部分创伤反应较小的中型脑挫裂伤患者，主要是对症治疗、防治脑水肿，密切观察病情，及时进行颅内压监护和（或）复查CT扫描。对处于昏迷状态的中、重型患者，除给予非手术治疗外，还应加强护理。

2）特殊处理：严重脑挫裂伤患者常因挣扎躁动、四肢强直、高热、抽搐而致病情加重，应查明原因并给予及时、有效的处理。伤后早期就出现中枢性高热、频繁去大脑强直、间脑发作或癫痫持续发作者，宜行冬眠降温和（或）巴比妥治疗。一旦发生脑挫裂伤应尽早采用过度换气和巴比妥、激素及强力脱水治疗，此外，冬眠降温、降压也有减轻血管源性脑水肿的作用。

3）降低颅内高压：几乎所有的脑挫裂伤患者都有不同程度的颅内压增高。

轻者可酌情给予卧床、输氧和脱水等常规治疗。重症则应尽早在颅内压监护下进行脱水治疗。必要时给予亚低温治疗。

4）多发伤的救治：多发伤和复合伤的概念容易混淆。多发伤是指单一致伤因素下发生两个部位以上的损伤，如车祸导致的颅脑外伤、肋骨骨折、肝脾破裂大出血等。复合伤是指两个以上致伤原因导致的损伤，如在爆炸现场产生火焰，伤者遭受爆炸冲击后又合并有烧伤。合并颅脑损伤的多发伤或复合伤患者的诊疗是创伤危重症中最具挑战性和处理最为困难的临床状况，需要相关的外科专业开展密切合作与交流，对患者的病情进行准确的评估，根据损伤部位及危急程度制定合适的治疗决策。处理原则：积极及时地治疗原发性损伤，避免继发性损伤。早期急诊评估需明确以下关键问题：①是否需要急诊手术治疗；②是否需要近期手术干预；③是否需要手术干预。根据实际情况，多学科合作，为患者提供最佳的治疗。

5）并发症的处理：①颅内感染：在病原菌未明确之前，根据临床资料进行病原判断，尽快经验性选择易透过血-脑屏障的广谱抗生素。严重的颅内感染时，可以做腰穿或脑室外引流脑脊液联合治疗，并根据不同的细菌选择鞘内注射。如脑脓肿形成，可根据脓肿性质，采取穿刺引流或脓肿切除术，术前、术后常规应用敏感抗生素治疗，癫痫发作的患者常规抗癫痫治疗。②脑脊液漏：在预防颅内感染的基础上，根据漏口的愈合情况分别处理。首先进行保守治疗，包括静卧、头部抬高10°～20°、腰大池持续外引流，避免用力咳嗽和擤鼻，预防便秘。急性脑脊液漏一般通过保守治疗在短期内可治愈，若≥1个月不愈者，脑脊液漏不见减少或增加，合并反复颅内感染及颅内积气无减少的患者应予手术修补漏口。③外伤性颈内动脉海绵窦瘘：指位于海绵窦内的颈内动脉及其分支受到外力作用后破裂而与静脉直接相通，形成动静脉瘘，原因通常为颅底骨折。④外伤性颅内动脉瘤：具有很高的破裂发生率，一旦确诊，必须马上治疗。通常颅底动脉瘤首选介入栓塞治疗，周围血管动脉瘤可以手术夹闭、动脉瘤切除、栓塞，或在其他方法不可行的情况下行包裹术。⑤脑神经损伤：以保守治疗为主。一般给予神经营养药物和血管扩张药物改善微循环。受损神经的恢复一般需要2～3个月或更长时间。对于受伤后6个月以上仍未恢复的患者，目前仍无较好的治疗方法。⑥外伤性脑积水：是康复期颅脑损伤患者进步停滞或倒退的主要原因之一，一旦确诊应及早进行手术。⑦低颅内压综合征：需严格平卧休息，适当增加腹压和颈静脉压，必要时头低脚高位；增加液体摄入，促进脑脊液分泌。在保守治疗无效的情况下，最后考虑漏口的手术治疗。

6）营养支持，维持水、电解质平衡等。

7）脑功能恢复治疗：目的在于减少伤残率，提高生存质量，使颅脑外伤患者在生活、工作和社交能力上尽可能达到自主、自立。脑功能恢复虽是对颅脑外伤后期的瘫痪、失语、癫痫及智力障碍等并发症或后遗症的治疗，但必须强调早期预防性治疗的重要性。在颅脑外伤急性期治疗中就应注意保护脑功能。当危险期度过后，病情较为稳定时，即应给予使神经功能恢复的药物，同时开始功能锻炼，包括高压氧治疗、理疗、按摩、针灸及被动或主动的运动训练。

（2）手术治疗：原发性脑挫裂伤一般不需要手术治疗，但当有继发性损害引起颅内高压甚至脑疝形成时，则有手术的必要。

3. 弥漫性轴索损伤（diffuse axonal injury）

弥漫性轴索损伤是指头部受到外伤作用后发生的，主要弥漫分布于脑白质，以轴索损伤为主要改变的一种原发性脑实质损伤。其特点为：①广泛性白质变性，小灶性出血；②神经轴索回缩球、小胶质细胞簇出现；③常与其他颅脑损伤合并存在，死亡率高。

临床表现：受伤当时立即出现的昏迷时间较长。若累及脑干，患者可有单侧或双侧瞳孔散大。对光反应消失或同向凝视。神志好转后，可因继发脑水肿而再次昏迷。

检查：CT扫描可见大脑皮质和髓质交界处、胼胝体、脑干、内囊区或第三脑室周围有多个点状或小片状出血灶；MRI能提高小出血灶和水肿的检出率。

4. 脑干损伤（brainstem injury）

脑干损伤是指中脑、脑桥和延髓的损伤，是一种严重的颅脑损伤。常分为两种：原发性脑干损伤，即外界暴力直接作用下造成的脑干损伤；继发性脑干损伤，继发于其他严重的脑损伤之后，由脑疝或脑水肿而引起的脑干损伤。

临床表现：①意识障碍，原发性脑干损伤患者，伤后常立即发生昏迷，轻者对痛刺激可有反应，重者昏迷程度深，一切反射消失。②瞳孔和眼球运动，中脑损伤时，初期两侧瞳孔不等大，伤侧瞳孔散大，对光反射消失，眼球向下外倾斜；两侧损伤时，两侧瞳孔散大，眼球固定。脑桥损伤时，可出现两瞳孔极度缩小，对光反射消失，两侧眼球内斜、同向偏斜或两侧眼球分离等征象。③去皮质强直，是中脑损伤的重要表现之一。表现为伸肌张力增高，两上肢过伸并内旋，下肢亦过度伸直，头部后仰呈角弓反张状。损伤较轻者可为阵发性，重者则持续发作。④锥体束征，是脑干损伤的重要体征之一。基底部损伤时，体征常较恒定。如脑干一侧性损伤则表现为交叉性瘫痪，包括肢体瘫痪、肌张力增高、腱反射亢进及病理反射阳性。严重损伤处于急性休克期时，全部反射均可消失，待病情稳定后才可出现。⑤生命体征变化，呼吸功能紊乱、心血管功能紊乱、体温变化。

治疗：昏迷时程较长的重度原发性脑干伤要尽早行气管切开、呼吸机辅助呼吸及亚低温治疗。对于轻度脑干损伤的患者，可按脑挫裂伤治疗，部分患者可获得良好疗效；而对于严重者，其死亡率很高，所以救治工作应仔细认真，要有长期的打算，且护理工作尤为重要，同时密切注意防治各种并发症。

问15：脑损伤会使患者变成"植物人"吗？

脑损伤可能会使患者变成"植物人"，这在很大程度上取决于受损的程度、部位、是否及时治疗及患者本身的基础情况。脑损伤后中枢神经细胞坏死，脑外伤后造成"植物人"的原因是患者未及时得到治疗，受损的神经细胞没有得到修复，并继续变性、凋亡，造成了不可逆转的后果。例如，脑损伤后脑出血，会有血块压迫脑组织，引起脑组织缺血甚至坏死，此脑组织的功能就会受到损伤，支配的肢体会发生功能障碍，比较严重时就会昏迷。清醒后也可能留下后遗症，即我们所说的半身不遂。如果出血量很大，压迫的脑组织又正好是支配意识的部分，那很可能患者无法醒过来，但还有呼吸和心跳，这就是我们所说的"植物人"，临床上判断"植物人"的时间是伤后3个月。

问16：脑损伤的预后怎么样？

颅脑损伤患者的预后主要取决于受伤程度、受伤部位、救治及时性与有效性，其次与患者伤后的低氧血症、低血压、高血糖及患者本身的年龄等有很大的关系。这里有一个简单的判定方法，读者可根据格拉斯哥昏迷评分法（GCS，见表3-1）进行估算。GCS评分为4～5分者为预后良好，包括中度残疾。GCS评分为1～3分者为预后较差，包括重度残疾、"植物人"及死亡。

问17：哪种类型的脑损伤易致死？

最易致死的脑损伤为脑干损伤。因为脑干是维持个体生命，包括心跳、呼吸、消化等生理功能的重要结构，当脑干严重受损，已经不能运作，丧失控制其他器官的功能时，包括无法自行呼吸时即可判定为脑干死亡。首次确诊脑干死亡后，观察 12 小时无变化，即可确认为脑死亡。

问 18：脑损伤后如何进行早期康复治疗？

重型脑损伤后康复的早期介入非常重要，待后期已经出现严重的残疾后再康复则非常困难。康复治疗包括两大部分：①促醒。首先要让患者醒过来，如果患者醒不过来，一切都是空谈，康复治疗能做的就是加强视觉、听觉、触觉、本体感觉等的刺激。让患者家属和亲戚朋友在旁边经常呼唤他、和他说话，每天在病房里播放患者最爱听的音乐，通过各种方法增加患者的触觉，如做触觉、本体感觉的训练，也可针灸和按摩，使感觉的输入加大。②康复的二级预防。因为患者长期卧床会面临相当多的问题，首先是痉挛，如果入院时已经有痉挛，如再这么继续躺下去，不尽早干预，将会产生严重的痉挛性残疾。其次是吞咽障碍，如果吞咽功能保持很好，就会减少误吸的可能。再就是下肢深静脉血栓，因为长期卧床易出现下肢深静脉血栓，一旦栓子脱落，就有肺栓塞的危险，应及早穿弹力袜进行主动和被动训练。

问 19：为何脑干损伤危害性更大？

脑干由中脑、脑桥、延髓三部分组成，位于大脑下方，小脑前方。它负责调节复杂的反射活动，包括呼吸、心跳、血压等，对维持机体生命有重要意义。12 对脑神经中除了嗅神经和视神经外，其余的动眼神经、滑车神经、三叉神经、展神经、面神经、听神经、舌咽神经、迷走神经、副神经及舌下神经共 10 对脑神经均从脑干发出。虽然其体积不大，但是有重要结构密集，一旦损伤，往往非常严重，甚至致命，10%～20% 的重型颅脑损伤伴有脑干损伤。损伤主要表现为受伤当时立即昏迷，昏迷程度较深，持续时间较长。因此，脑干损伤的预后通常较差。医学上常以"脑干死亡"作为人失去生命的判断标准。

（五）颅内血肿（intracranial hematoma）

颅内血肿是脑损伤中最常见、最严重的继发性病变。脑损伤后颅内出血聚集在颅腔的一定部位且达到相当大的体积后会造成颅内压升高，脑组织受压而引起相应的临床症状，称为颅内血肿。其发生率约占闭合性颅脑损伤的 10% 和重型颅脑损伤的 40%～50%。

根据血肿的来源和部位可分为硬脑膜外血肿、硬脑膜下血肿及脑内血肿等

(图 3-9)。血肿常与原发性脑损伤相伴发生,也可以在没有明显原发性脑损伤的情况下单独发生。

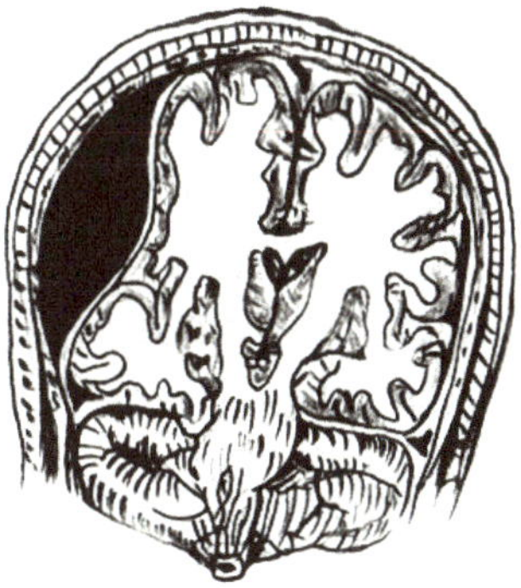

硬脑膜外血肿

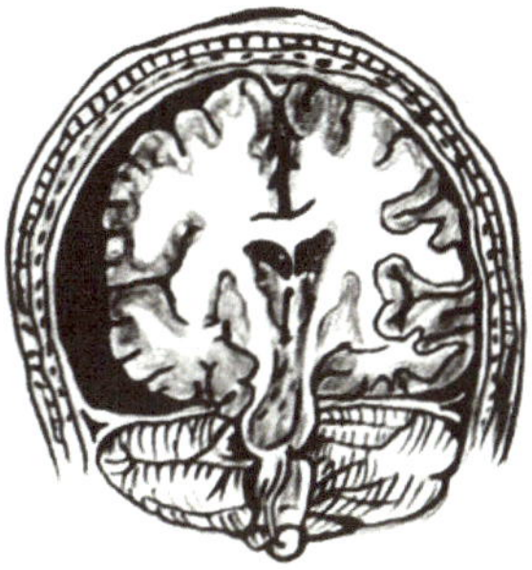

硬脑膜下血肿 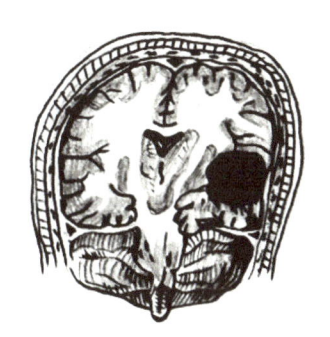　　　　　　　　　　　　　　脑内血肿

图 3-9　颅内血肿分型

1. 硬脑膜外血肿（epidural hematoma）

硬脑膜外血肿是指血液积聚于颅骨与硬脑膜之间的血肿。因头部遭受外力直接打击,产生颅骨骨折或颅骨局部变形而造成血管损伤出血所致。典型的临床表现为头部外伤后发生短暂昏迷,醒后出现颅内压增高症状而再次昏迷,并有脑疝表现。硬脑膜外血肿是颅脑损伤中最为严重的继发性病变之一,治疗效果与及时诊治密切相关。只要早期诊断、及时手术,预后多良好,否则将导致脑功能不可逆的损害,死亡率约为 10%。

临床表现:①大多数患者头部外伤后出现短暂性昏迷,多有局部头皮伤。②剧烈头痛、恶心、呕吐、躁动,可出现一侧肢体无力、失语等。③再次昏迷并加深,幕上血肿时,血肿侧瞳孔先散大、对光反射消失、对侧肢体瘫痪、肌张力增高、腱反射亢进、呼吸和脉搏减慢、血压升高。晚期双侧瞳孔散大，去大脑强直和出现病理性呼吸。

问 20：硬脑膜外血肿需要手术治疗吗？

治疗原则：①血肿较小、症状较轻者可药物治疗，但应密切观察病情变化；②血肿较大者立即手术治疗；③对症支持治疗；④动态头颅 CT 复查。

用药原则：①血肿量较少的轻症患者进行脱水治疗，急性期需谨慎，因可加重出血；②重症术后患者酌情使用脱水药物和抗生素；③头痛者可使用罗痛定、去痛片等镇痛药物，躁动者可使用安定、苯巴比妥等镇静剂；④开放性颅脑损伤者酌情使用抗生素预防感染；⑤不能进食者注意补充液体和采用支持疗法。

2. 硬脑膜下血肿（subdural hematoma）

硬脑膜下血肿是指位于硬脑膜与蛛网膜之间，具有包膜的血肿，是颅脑损伤常见的继发性损害，出血来源多为脑皮质的血管撕裂，可伴有脑挫裂伤或脑内血肿。慢性硬脑膜下血肿系头部外伤后 3 周以上开始出现症状，好发于小儿及老年人，头伤轻微、起病隐袭，临床表现无明显特征，容易误诊。从受伤到发病，一般 1～3 个月。根据受伤后出现临床症状和体征的时间不同，分为急性、亚急性和慢性三种类型，头部受伤后 3 天内出现颅内血肿症状者称为急性硬脑膜下血肿；3 天至 3 周出现颅内血肿症状者称为亚急性硬脑膜下血肿；3 周以上出现颅内血肿症状者称为慢性硬脑膜下血肿。

（1）急性硬脑膜下血肿：由于多数有脑挫裂伤及继发的脑水肿同时存在，故病情多较重。如脑挫裂伤较重或血肿形成速度较快，则脑挫裂伤的昏迷和血肿所致脑疝的昏迷相重叠，表现为意识障碍进行性加深，无中间清醒期或意识好转期表现。颅内压增高与脑疝的其他征象也多在 1～3 天内进行性加重，单凭临床表现难以与其他急性颅内血肿相区别。如脑挫裂伤相对较轻，血肿形成速度较慢，则可有意识好转期存在，其颅内压增高与脑疝的征象可在受伤 72 小时以后出现，属于亚急性型，此类血肿与脑挫裂伤的继发性脑水肿很难从临床表现上进行区别。少数不伴有脑挫裂伤的单纯性硬脑膜下血肿，其意识障碍过程可与硬脑膜外血肿相似，有中间清醒期，因其为桥静脉出血，中间清醒期可较长。

（2）亚急性和慢性硬脑膜下血肿

临床表现：①慢性颅内压增高症状，如头痛、恶心、呕吐和视盘水肿等；②血肿压迫所致局灶症状和体征，如轻偏瘫、失语和癫痫等；③脑萎缩、脑供血不全症状，如智力障碍、精神失常和记忆力减退等。

治疗：对于急性硬脑膜下血肿，伤后 6 小时内手术清除血肿，可降低病死率，提高功能恢复率。慢性硬脑膜下血肿一旦出现颅内压增高症状，即应施行手术治疗，而且首选的方法是钻孔引流，疗效满意，如无其他并发症，预后多较良好。

3. 脑内血肿（intracerebral hematoma）

脑内血肿分为两种类型：①浅部血肿，出血均来自脑挫裂伤灶，血肿位于伤灶附近或伤灶裂口中，多与脑挫裂伤的好发部位一致，少数与凹陷性骨折的部位相对应；②深部血肿，多见于老年人，血肿位于白质深部，脑的表面可无明显挫伤。

临床表现：以进行性意识障碍加重为主，与急性硬脑膜下血肿非常相似。其意识障碍过程受原发性脑损伤程度和血肿形成速度的影响。由凹陷性骨折所致者，可能有中间清醒期。CT 检查：在脑挫裂伤灶附近或脑深部白质内见到类圆形或不规则高密度血肿影，有助于确诊。

4. 脑室内出血与血肿（intraventricular hemorrhage and hematoma）

外伤性脑室内出血的原因有两个：①暴力作用在额部或枕部，使脑组织沿前后方向猛烈运动时，脑室壁产生剪力变形，撕破室管膜血管而致，称为原发性脑室内出血；②外伤性脑实质内血肿破入脑室而引起，称为继发性脑室内出血。出血量小者，因脑脊液的稀释作用，血液常不凝固，出血量大者可形成血肿。

临床表现：患者伤后大多意识丧失，昏迷程度重、持续时间长，有些患者意识障碍较轻。部分患者尚有高热，持续 40℃以上，呼吸急促，去皮质强直及瞳孔变化。极少数患者可呈濒死状态。

治疗：脑室内出血往往并发严重脑挫裂伤和（或）其他部位的血肿，其危害性尤甚于脑室内出血，应该在及时处理原发性和继发性损伤的同时行脑室引流术，或在清除颅内血肿及挫碎脑组织之后切开脑室，排出引起脑室阻塞的血凝块。

通常少量脑室出血多能自行吸收，即使有少量血凝块也能在 10 天左右液化，故采用腰椎穿刺引流血性脑脊液数次即可使脑脊液转清；若脑室出血量大，充盈全脑室系统时则需行脑室切开或钻孔冲洗引流，前者多在剖开术中同时施行，后者则可行双侧额角脑室穿刺，用生理盐水等量交替冲洗，尽量排出积血，必要时亦可应用尿激酶溶解血凝块，以便减少脑室扩张所致脑积水，同时也减轻对丘脑下部和脑干上端的挤压，从而避免该区灰质核团发生缺血缺氧性继发损害。

当患者意识情况好转，脑脊液循环仍不通畅，脑室引流拔除困难时，及时进行分流手术。

5. 迟发性外伤性颅内血肿（delayed traumatic intracranial hematoma）

迟发性外伤性颅内血肿是指伤后首次 CT 检查时没有发现血肿，而在以后的 CT 检查中发现了血肿，或在原来没有血肿的部位发现了新的血肿，这种现象可见于各种外伤性颅内血肿。形成机制可能是外伤当时血管受损，但尚未全层破裂，因而 CT 检查未发现出血；伤后由于损伤所致的局部二氧化碳蓄积、酶的副产物释放及脑血管痉挛等因素，使得本已不健全的血管壁发生破裂而出血，行成迟发性血肿。

临床表现：伤后经历了一段病情稳定期后，出现进行性意识障碍加重等颅内压升高的表现，确诊须依靠多次 CT 检查进行对比。迟发性血肿常见于伤后 24 小时内。

问 21：脑外伤后即去医院做检查，发现没啥问题就不用再管了吗？

非也。脑外伤有一定的滞后性，有些脑外伤病情缓慢发展，一时看不出来，过一段时间才会显现。以儿童为例，哪怕是从板凳上摔下来，只要碰到了头部，家长就应该注意，至少连续观察 3 天，如果孩子手脚出现问题，吃东西呕吐，就应立即送医院。规范的检查是受伤后立即做第一次 CT、24 小时内做第二次 CT、第 3 天再做一次 CT，这三次检查都没问题才是安全的。如果老年人意外摔伤头部，病情甚至发展得更慢，通常 3 周后才会表现出症状，所以连续观察的时间要更长，一旦出现问题应该及时送往医院，待"定时炸弹"爆发后再送医院为时已晚。

（六）开放性颅脑损伤（open craniocerebral injury）

开放性颅脑损伤是指钝器、锐器或火器造成头皮、颅骨、硬脑膜破损，致使脑组织直接或间接与外界相通的颅脑损伤。硬脑膜是保护脑组织的一层坚韧的纤维屏障，其是否破裂是区分颅脑损伤为闭合性或开放性的分界线。开放性颅骨骨折，颅腔虽已开放，但硬脑膜完整者不能认为是开放性颅脑损伤。颅底骨折常引起骨折部硬脑膜撕裂、脑脊液漏或气颅，故这类损伤属开放性颅脑损伤。

1. 非火器所致开放性颅脑损伤（open craniocerebral injury caused by non firearms）

（1）钝器伤：常见的致伤物有棍棒、砖、锤、斧背等。该类损伤所造成的头皮挫裂伤创缘不整，颅骨呈粉碎性骨折伴凹陷，硬脑膜常被骨折片刺破，脑组织挫裂伤面积较大，可伴有颅内血肿及一定程度的脑对冲伤，常有异物、毛发、泥沙等污染创面，感染发生率高。

（2）锐器伤：常见的致伤物有刀、斧、匕首等。该类损伤所致的头皮损伤创缘整齐，颅骨呈槽形裂开或陷入，硬脑膜及脑组织也有裂伤及出血，对冲性脑损伤少见。通常锐器伤污染较轻，颅内异物亦少见，感染发生率较低。

（3）坠伤、跌伤：由于快速运动的头颅撞击在有棱角或突起的固定物上所致。常引起头皮裂伤，伴局限性或广泛性颅骨骨折及脑挫裂伤，对冲性脑损伤较多见，颅内出血及感染的机会也较多。

临床表现：开放性颅脑损伤因暴力大小不一，产生损伤的程度与范围不同，其临床表现差别也较大。

（1）创面：严重者可见伤口裂开，颅骨碎裂外露，碎烂的脑组织、脑脊液外溢；轻者局部伤口可以很小，被头发掩盖而不易发现。检查时应注意创口的大小、方向及深度，对留置在创口内的致伤物不能轻易拔出，以免引起出血。

（2）全身症状：早期可出现休克及生命体征改变。复合伤可导致其他脏器出血。常见的复合伤多为胸腹闭合性损伤。若颅脑损伤严重，临床征象大多以脑伤为主。此外，开放性颅脑损伤可有低热，而伤口或颅内感染可引起高热，脑膜刺激征阳性。

（3）脑损害症状：开放性颅脑损伤患者常有不同程度的意识障碍，但不如闭合性颅脑损伤严重。颅内压升高常不明显，并发颅内血肿、颅内感染、脑挫裂伤、脑水肿严重时，亦可出现明显的颅内压升高。脑重要功能区损害时可出现局灶症状；脑干或下丘脑等重要结构受损时临床表现危重，预后不良。开放性颅脑损伤癫痫发生率较闭合性脑损伤高。

2. 火器所致开放性颅脑损伤（open craniocerebral injury caused by firearms）

火器所致开放性颅脑损伤除具有非火器所致开放性颅脑损伤的特点外，尚有弹片或弹头所形成的伤道特点（图 3-10）。碎骨片通常位于伤道的近侧端，呈放射状分布，弹片或弹头如未穿出颅外，常在伤道的远端。根据损伤方式、创口位置、局灶症状和体征，以及颅骨 X 线片所见骨折碎片和异物分布情况，可大致推测伤道部位和类型。意识障碍的进行性加重提示出现脑疝，依其出现的早晚，结合其他临床表现，可推测是否已有颅内血肿、脑水肿或颅内感染发生。CT 检查对诊断和治疗有很大帮助，可了解伤道、脑挫裂伤的部位和范围，颅骨骨折、碎骨片和异物的分布，以及有无颅内血肿和脑脓肿等。

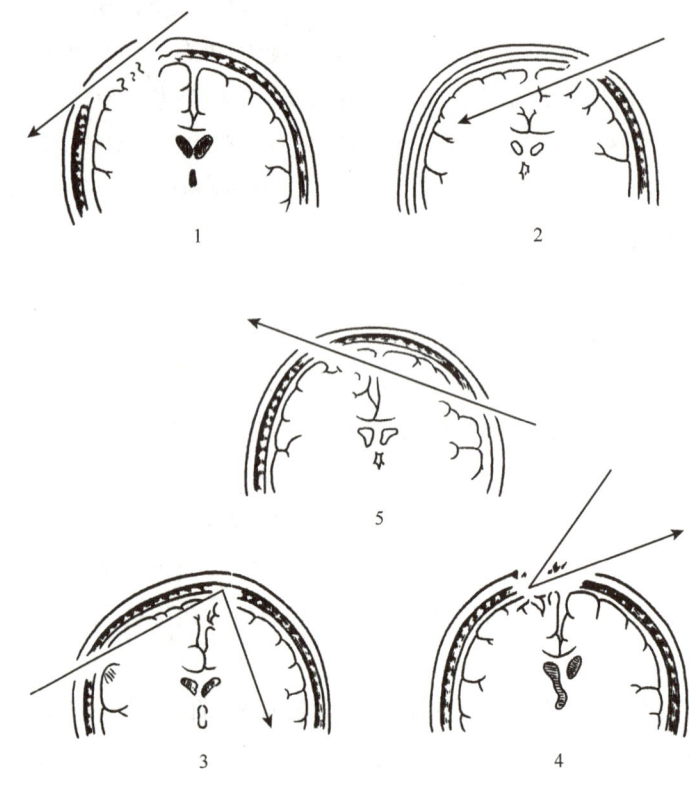

图 3-10 火器所致开放性颅脑损伤
箭头所示外力作用方式

治疗原则：开放性颅脑损伤的治疗原则为对颅脑损伤的创面进行清创处理，变开放伤为闭合伤；再按闭合伤的处理原则对脑挫裂伤、脑水肿及感染进行综合治疗。

（1）清创术：应尽量在伤后6小时内进行，在使用有效抗生素的情况下，可延长到伤后3天以内。患者若有休克，应首先加以纠正，小儿、老年人尤其要注意。清创应由浅入深，逐层清除及挫碎失去活力的组织、异物，小心摘除已松动的骨片，直视下取出嵌入颅内的异物。

对于因就诊较晚或早期清创不彻底，创面已有感染迹象的伤后4～6天的开放性颅脑损伤，不宜进行彻底清创，而应先清洁创面，改善引流条件，选择敏感抗生素抗感染；待创面分泌物减少，肉芽生长良好，局部细菌培养连续3次阴性时，即可全层减张缝合头皮创口，留置引流2～3天，必要时引流时间可延长。对于感染严重的7天以上的晚期创面，只能简单扩创，以利引流，待感染控制后做进一步处理。

（2）脑损伤的治疗：开放性颅脑损伤经清创转变为闭合性颅脑损伤后，按闭合伤的处理原则进行治疗，包括防治脑水肿、抗感染、促进神经功能康复等。

问22：脑组织外露时该怎么办？

当看到有人因遭受外伤脑组织露出来时，应该如何施救呢？首先，应立即拨打急救电话，随后在附近诊所使用无菌纱布卷保护脑组织周围，再覆以干纱布，切忌加压包扎，做到这些已经足够，剩下的工作需交给医生。

问23：您知道子弹射进头部还不死的人吗？

21岁的英国人丹尼尔·格林伍德在曼彻斯特怀森修的家中和朋友聚会，期间突然遭遇入室抢劫，抢劫犯试图强行抢走丹尼尔脖子上戴的一条金项链，两人立即扭打在一起。由于当时桌子上放着一把9mm口径的手枪，两人同时去抢手枪。此时，手枪忽然走火，子弹击中丹尼尔头部。当时，丹尼尔的朋友被这一幕惊呆了，枪声停止后，他们立即跑过去，抢下手枪，而抢劫犯也仓皇而逃。丹尼尔很快被送往医院，医生惊奇地发现，子弹虽然从丹尼尔面部穿过，但卡在了鼻骨处，并没有生命危险（图3-11）。

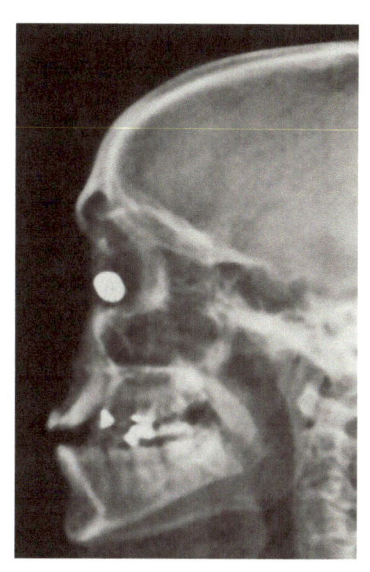

图3-11 丹尼尔·格林伍德的颅骨X线片

（七）闭合性颅脑损伤（closed craniocerebral injury）

前文中已详解闭合性颅脑损伤，如脑震荡、脑挫裂伤等都属于闭合性颅脑损伤，即硬脑膜仍属完整的颅脑损伤。虽然头皮和颅骨已有开放性创口，但颅腔内容物并未与外界相通，故仍称为闭合性颅脑损伤。更确切地讲，应当是闭合性脑损伤，因为归属于颅部的头皮和颅骨可以有开放伤。

1. 发病机制

造成闭合性颅脑损伤的机制甚为复杂，可简单概括为由两种作用力所造成（图3-12）。

（1）接触力：物体与头部直接碰撞，由于冲击、凹陷性骨折或颅骨的急速内凹和弹回，而导致局部脑损伤。

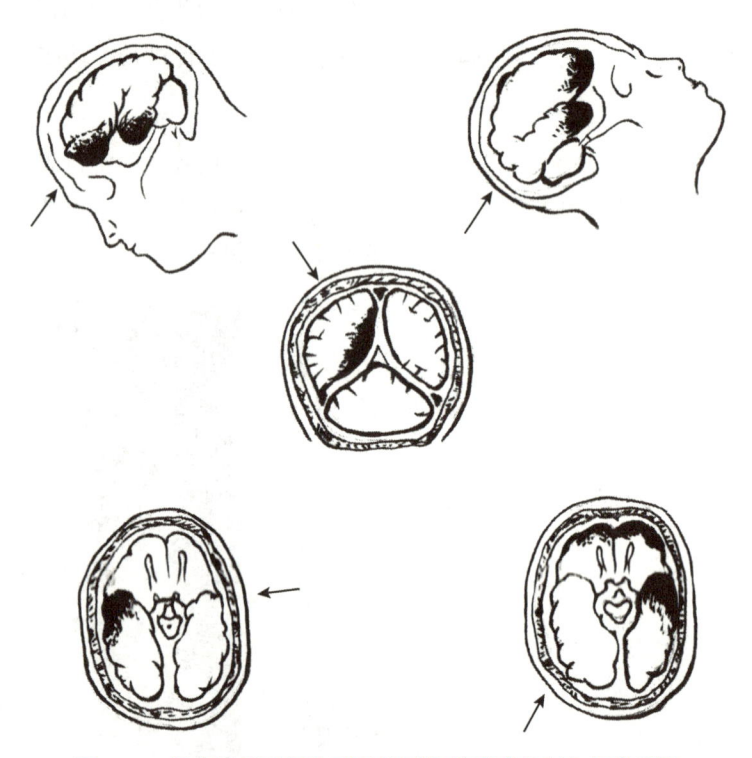

图3-12 闭合性颅脑损伤时脑挫裂伤的形成机制与好发部位
箭头所指外力作用部位

（2）惯性力：来源于受伤瞬间头部的减速或加速运动，使脑在颅内急速移位，与颅壁相撞，与颅底摩擦，以及受大脑镰、小脑幕牵扯，而导致多处或弥散性脑损伤。受伤时头部若为固定状态，则仅受接触力影响；运动中的头部突然受阻于固定物体，除有接触力作用外，尚有因减速引起的惯性力起作用。大而钝的物体向静止的头部撞击时，除产生接触力外，可同时引起头部的加速运动而产生惯性力；小而锐的物体击中头部时，其接触力可能足以造成颅骨骨折和脑损伤，但其能量因消耗殆尽，不足以引起头部的加速运动。单由接触力造成的脑损伤，其范围可较为固定和局限，可无早期昏迷表现；而由惯性力引起的脑损伤则甚为分散和广泛，常有早期昏迷表现。通常将受力侧的脑损伤称为冲击伤，其对侧者称为对冲伤，如跌倒时枕着地引起的额极、颞极及其底面的脑损伤属对冲伤。实际上，由于颅前窝与颅中窝凹凸不平，各种不同部位和方式的头部外伤均易在额极、颞极及其底面发生惯性力的脑损伤。

2. 直接暴力造成的颅脑损伤（closed craniocerebral injury caused by direct violence）

（1）加速性损伤：头部静止时，突然被运动的物体如木棒、铁器、石块等打击，致使头部由静止状态转变为快速朝着外力作用的方向运动所造成的脑损伤，称为加速性脑损伤。在这种方式的受力下，暴力可以使着力点处的头皮、颅骨和脑组织产生损伤，这种损伤称为冲击点损伤，而暴力作用的对侧所产生的脑损伤称为对冲性损伤。

当头部于静止状态受击时，由于头部连接颈部和躯干，其沿暴力方向运动的范围受到一定限制，暴力不能借助头部运动而得到相应的衰减，受击部位承受的力量较大，造成颅骨变形以致发生骨折者比较常见。冲击点发生的脑损伤多较严重，除脑皮质挫裂伤外，脑白质亦常被累及。由于头部受颈部和躯干的固定及颅内变形或骨折暴力得到衰减，对冲侧的脑部在颅腔内的运动范围也受到限制，桥静脉撕裂的机会较少，脑表面与颅内粗糙面或骨嵴摩擦和撞击的范围也较小，故对冲部位脑损伤较轻，这是一般加速性脑损伤的特点。但拳击致伤时却有一定的不同，当一名拳击运动员被带软拳具的拳所击中时，受击局部不易造成颅骨变形或骨折，故未能衰减暴力的能量，使受击者头部移动范围较大，受击部位下面的脑损伤较轻，而对冲侧脑部可发生桥静脉撕裂而产生急性硬脑膜下血肿，如诊断和手术延迟，亦可致命。

（2）减速性损伤：因跌倒或高处坠落，头部触撞某物体时，患者头部在运动过程中突然撞击物体而停止，这种方式所造成的脑损伤称为减速性脑损伤。脑损伤的分布既可发生于着力部位，也可发生于对冲部位，即冲击点伤和对冲伤常同时发生。

脑损伤发生的机制：当头部以较高的速度运动时，突然触碰物体而停止，在颅骨停止运动的瞬间，脑因惯性作用仍继续向前运动。着力点处脑表面与颅骨内板相冲撞，同时着力点处颅骨暂时变形或骨折内陷，造成着力点下面脑组织损伤，即冲击点伤；着力的对侧即对冲部位，由于全脑向着力侧大块运动，对冲部位的脑底面与颅前窝和颅中窝底凹凸不平的骨嵴相摩擦，脑表面与骨突起部分冲撞，产生对冲性脑损伤，脑表面注入静脉窦的桥静脉亦可发生撕裂。此型伤的特点是冲击点伤和对冲伤均较严重，甚至对冲伤更为严重。

（3）挤压性损伤：两个相对方向的暴力同时作用于头部而致伤，见于头部在两物体之间受挤压。例如，头在两扇门或拉门与门框之间受挤压，婴儿头部被产钳或工人头部被机械钳所夹挤等。另外，倒地时头部被车轮轧过亦属此类损伤性质。当暴力从两个相对的方向向颅腔中心集中时，除两着力部位由于颅骨变形或骨折造成脑损伤外，脑的中线结构损伤亦较严重。脑干受到两侧暴力作用的挤压向下移位，中脑嵌于小脑幕裂孔和延髓嵌入枕大孔而致伤。此外，当两颞部受挤压时，暴力可以从两颞向颅底中部集中，继而又沿蝶鞍和斜坡两侧的裂隙及骨孔呈弓形分散，造成颅底多发性骨折，可以导致多条脑神经、交感神经和颈内动脉等损伤。

（4）旋转性损伤：暴力作用的方向不通过头部的中心，常使头部产生前屈、后伸、向左或向右倾斜的旋转运动，脑损伤情况除包括脑表面与颅骨内面因运动启动的先后不同而产生摩擦致外伤外，尚包括脑组织深层与浅层之间运动速度快慢不同，大脑半球的上部与下部、前部与后部、左侧与右侧的运动方向不同，致使脑内部结构产生的扭曲和剪切性损伤。

3. 间接暴力造成的颅脑损伤（closed craniocerebral injury caused by indirect violence）

间接暴力造成的颅脑损伤是指外力作用于身体其他部位，通过传递外力到达头部所引起的颅脑损伤。

（1）外力作用于足部或臀部，经过脊柱传导而到达头部，造成颅脑损伤。常见的有高坠伤。

人体"司令部"的挑战——颅脑、脊柱和脊髓损伤

（2）外力作用于胸部，致使胸腔内压力突然升高，通过血液冲击上腔静脉，将外力沿血管传递到颅内、颅外血管，造成颅内、颅外广泛性点状出血。此类损伤常见于意外灾害事故、交通事故、高压气浪冲击等外力较为强大的情况，如房屋倒塌致使伤者胸部受压，头部虽然未受到直接打击，但是外力可沿上腔静脉传至头部，从而造成颅脑损伤。此种损伤由于远离外力作用部位而容易被忽视。

（3）外力作用于躯体，致使躯体突然产生加速或减速运动，此时由于惯性作用，头部的运动常落后于躯体，可以使头部与颈部交界处发生强烈的过伸或过屈动作，或者是先过伸随后过屈。这样不但可以造成颅颈交界处的韧带、关节、骨与脊髓损伤，而且可以使大脑在颅内产生大块旋转性移动，造成脑损伤。

问24：对于颅脑外伤应该如何进行现场急救？

（1）保持镇静：发现头部受伤者，即使未昏迷也应禁食限水，使伤者静卧放松，避免情绪激动，不要随便搬动。

（2）迅速止血：应立即就地取材，利用衣物或布料进行加压包扎止血。切忌在现场拔出致伤物，以免引起大出血。若有脑组织脱出，可用碗作为支持物再加敷料包扎，以确保脱出的脑组织不受压迫。

（3）防止颅内继发感染：头部受伤后，可见血液和清水（脑脊液）从耳、鼻流出，此时应使患者平卧，患侧向下，让血液或脑脊液顺利流出。切忌用布或棉花堵塞外耳道或鼻腔，以免其逆流而继发颅内感染。

（4）防止误吸：颅脑损伤者大多有吞咽、咳嗽反射丧失，咽喉和口腔异物或分泌物会阻塞呼吸道而造成窒息。因此，患者应取平卧位，不垫枕头，头后仰偏向一侧。

（5）维持呼吸道通畅：患者如出现呼吸困难、嘴唇发绀，应将双手放在其两侧下颌角处将其下颌托起，清除口腔异物，以保持呼吸道通畅。

（6）心肺复苏：若患者神志不清、大动脉搏动消失，又能排除其胸骨及肋骨骨折时，应立即行胸外心脏按压和人工呼吸。不要试图用拍击或摇晃的方法唤醒昏迷的患者。

（7）平稳快运：清醒的患者一旦出现频繁、喷射性呕吐，剧烈头痛，或短时间清醒后再次昏迷，应迅速送到有条件的医院抢救。

二、脊柱和脊髓损伤（spinal and spinal cord injury）

（一）脊柱损伤（spinal injury）

常常听到有人抱怨腰酸背痛，这在一定程度上影响着人们的健康和生活质量。有数据统计，腰背痛的发生率仅次于呼吸系统疾病，84%的人会遭遇腰痛。而绝大多数的腰背痛与脊椎及脊髓病变有关。在当前网络信息广泛运用的时代，尤其是随着智能手机的广泛应用，很多人对手机已经产生了非常强的依赖，不论在什么场合，都随处可见低头看手机的人，我们称其为"低头族"。长时间地保持低头状态，对颈椎的损害非常大，因此，脊椎损伤目前出现了发病率更高和发病人群更年轻的趋势。那么，应该怎样预防脊椎损伤的发生，尽可能降低脊椎损伤的危害呢？应该如何认识脊柱？它是如何构成的，包含哪些结构？为什么除了腰背痛外还会有头晕、手足麻木、步态不稳等不适呢？遇到有人不小心摔伤了腰该怎么办？我们又该怎样保护脊柱呢？对于脊柱，有太多的困惑需要解答，那么，就从认识脊柱开始。

1. 脊柱的解剖（图3-13）

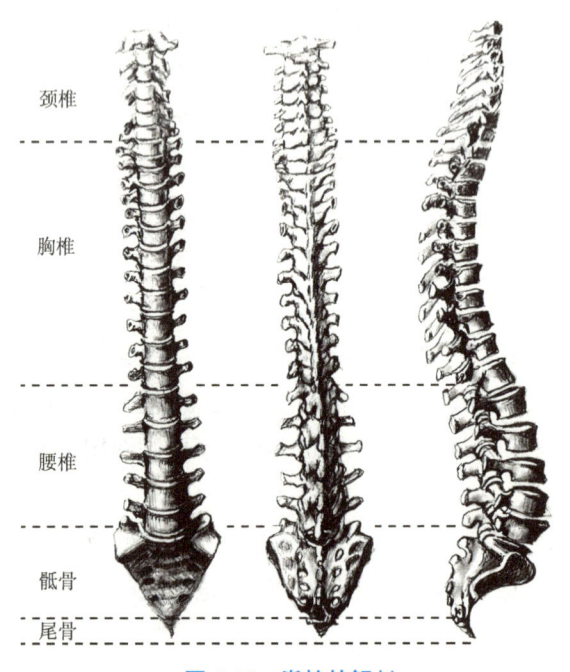

图3-13 脊柱的解剖

问 25: 脊柱是怎样构成的，包含哪些结构？

正常的脊柱位于腰背部正中央，它是身体直立的纵轴，也是大脑与躯干神经联络的中枢。成人脊柱由 26 块椎骨构成（7 块颈椎、12 块胸椎、5 块腰椎、1 块骶骨及 1 块尾骨）。脊椎的形态各异，但大致相同，包括椎体、椎弓根、椎孔、椎板和小关节等。每块椎体由一个椎间盘隔开，椎间盘就像垫在两个椎体之间的缓冲垫。它的中心是软的，是类似于果冻的髓核，其周围由形似轮胎的环形纤维组织构成。椎间盘、骨组织、韧带及肌肉组织使脊柱得以稳定。每节椎体后方的椎孔互相连接，形成由上而下的管道，称为椎管，内有脊髓或马尾通过。脊髓担负着大脑与四肢及躯干的神经联络。神经根从脊髓分出，担负着脊髓与躯干、内脏的神经联络。神经根共有 31 对，掌管着不同部位的肌肉运动、皮肤感觉及反射。脊柱疾病常会累及脊髓和神经根，造成肌肉无力、感觉麻痹，严重时大小便失禁甚至瘫痪。

问 26: 脊柱的生理弯曲是如何形成的？

婴幼儿抬头时出现颈曲（前凸），坐起后出现胸曲（轻度后凸），站起及直立行走后出现腰曲（前凸）及骶尾段后凸。在儿童期脊柱有很大的可塑性，除外疾病所致的病态，某些不正常的坐姿、使用过软的床垫也可能导致不正常的弯曲，如龟背侧凸等。因此，家长应及时纠正儿童不合理的坐姿并注意床垫的软硬度，及时排除可能导致儿童脊柱发育异常的不良因素。

2. 脊柱的退行性病变（degenerative diseases of spine）

（1）腰椎间盘突出症（lumbar disc herniation）：椎节之间的椎间盘是维持两个锥体之间稳定的主要结构。大约从 25 岁开始，人体的椎间盘开始退化，髓核所含水分减少、弹性降低、纤维环坚韧程度降低，脊柱内在的骨性结构平衡被打破。在某种可导致椎间盘所承受压力突然升高的诱发因素作用下，髓核穿过纤维环，造成髓核向后突出，压迫脊髓，而导致相邻脊神经根刺激或压迫，产生腰部疼痛，单侧下肢或双下肢麻木、疼痛等临床症状，即椎间盘突出症（图 3-14）。绝大部分腰椎间盘突出发生在腰 4～5、腰 5～骶 1 椎间盘。

孕妇、长期以单一姿势或单一动作进行体力劳动的工人，以及从事农耕等需要长期负重工作的人员，更易引发脊柱退变及椎间盘的损伤，是腰椎间盘突出症的好发人群。

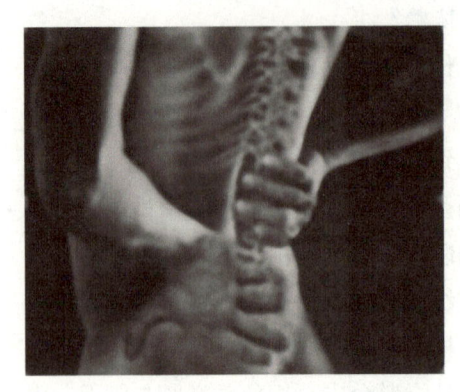

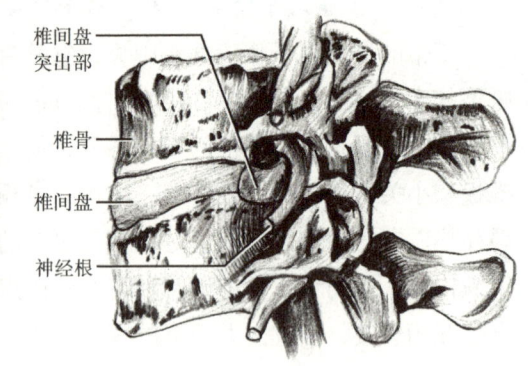

图 3-14　椎间盘突出症示意图

问 27：为什么腰椎间盘突出症除了腰痛以外还会有大腿麻木等不适呢？

腰椎间盘突出早期，腰椎不稳定及小关节的退变会引发腰背疼痛不适，如椎间盘发生破裂，破溃的椎间盘分泌炎性物质刺激神经根会进一步加重疼痛及双下肢放射痛。当炎性刺激的急性期过后，腰痛及双下肢疼痛等不适较之前会有一定的缓解，但是脊髓及神经根压迫的存在会导致双下肢麻木不适，严重者可有大小便失禁及双下肢乏力等（图 3-15）。

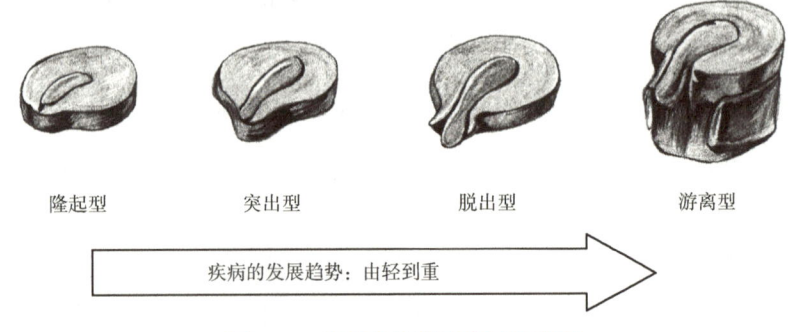

图 3-15　椎间盘突出症发展示意图

问 28：椎间盘突出症都必须通过手术治疗吗？

对于一些年轻、初次发作、发病时间不长、症状轻，经过休息可以缓解且影像学检查无明显椎管狭窄者，由于其神经被压迫时间较短、程度较轻，神经无变性，大部分都能通过牵引、卧床、理疗等非手术治疗而治愈。

人体"司令部"的挑战——颅脑、脊柱和脊髓损伤

问29：目前治疗腰椎间盘突出症的方法有哪些？其适合的人群有哪些？

对于腰椎间盘突出症，目前的治疗方法包括卧床休息、牵引、理疗及支持治疗在内的保守治疗和手术治疗。一般年龄小、初次发作且腰椎间盘突出较轻者可考虑严格的卧床休息及相关的对症支持治疗，但是对于部分病程长、保守治疗无效、症状严重、出现马尾神经受压表现、单根神经根麻痹、椎管狭窄的患者，通常需要通过手术治疗。

（2）颈椎病（cervical spondylosis）：又称颈椎综合征。介于频繁活动和重量较大的头颅与缺少活动而比较稳定的胸椎之间，其特点是活动度很大，同时要承受头颅的重量，在解剖上又相对比较薄弱，四周缺乏其他骨性保护，易受外力直接打击，而下颈椎（脖子下半段）及其周围软组织则容易发生劳损性病变（图3-16）。

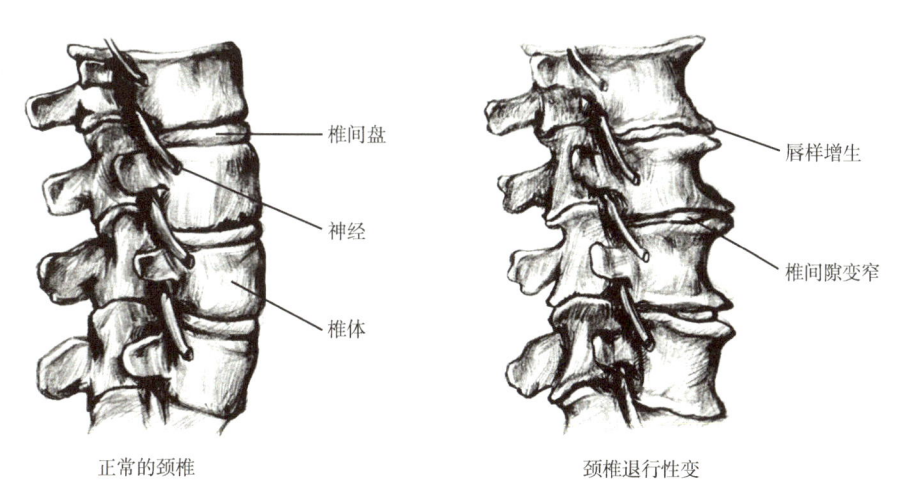

图 3-16 颈椎病示意图

问30：颈椎病病因有哪些？

1）年龄因素：如同机器一样，随着年龄的增长，人体各部件的磨损也日益增加，颈椎同样会产生各种退行性变化，其中椎间盘的退行性变化是颈椎病发生发展中最基本和最关键的基础。另外，小关节和各种韧带的退变是致病的重要因素。因此，颈椎病的发病率会随着年龄的增长而升高。

2）慢性劳损：是指各种超过正常范围的过度活动带来的损伤，如不良的睡眠、枕头的高度不当或垫的部位不妥、反复落枕者易发生慢性劳损。另外，工

作姿势不当，某些体育活动如倒立、翻筋斗等也是致病的重要因素。而年轻人群中，由于工作特点需要长期低头，或过度玩手机、平板电脑等，都可能加速颈椎劳损，导致颈椎病的发生（图 3-17）。

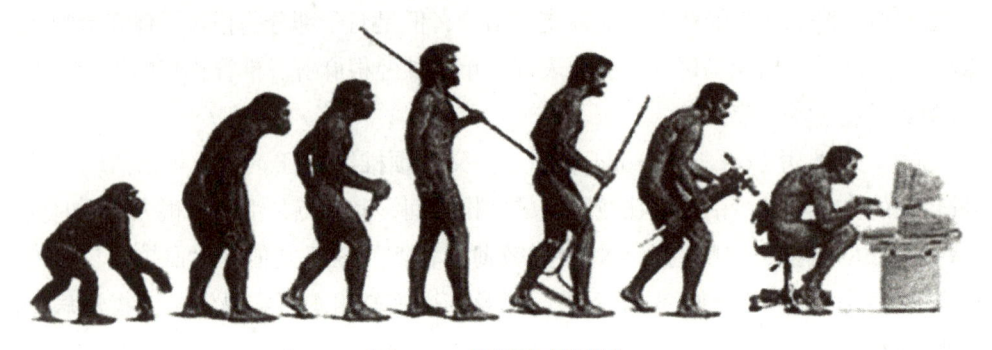

图 3-17　人类活动的进化

问 31：颈椎病主要有哪些表现？

颈椎病症状错综复杂，不同类型的颈椎病其症状不同，临床症状主要与病变部位、发病机制、组织受损程度及个体差异有关。主要症状是颈肩部疼痛，并向头枕部及上肢放射；部分患者表现为眩晕、步态不稳；部分患者表现为一侧面部发热、出汗异常，严重者双下肢活动受影响，甚至截瘫。具体来说，神经根型患者主要症状在颈部，表现为颈部发僵、发硬、疼痛、活动受限，肩背部沉重、肌肉变硬，上肢无力、手指麻木、肢体皮肤感觉减退、手握物时有时不自觉地落下等；脊髓型患者多有下肢僵凝，似乎不听指挥，或下肢绵软，有如在棉花上行走；椎动脉型患者出现头痛、头晕、视力减退；交感神经型患者则有耳鸣、恶心等异常感觉。

当然，并不是所有的症状都会在每位颈椎病患者身上表现出来，往往是仅出现部分症状，而且大部分患者表现轻微、病程也比较长，所以完全没有必要闻颈椎病而色变，更不要随意对号入座。如果出现颈部疼痛或怀疑是由颈椎病引起的疼痛，应及时到正规医院咨询医生的诊疗意见。95% 以上的颈椎病可以通过正规的保守治疗、纠正致病的不恰当习惯而得到治愈或控制。而对于一些通过正规的保守治疗无效，对生活及工作影响较大的极少数患者方可考虑手术治疗。千万不要轻信未经证实的所谓偏方，更不要相信虚假的医药广告（图 3-18），切忌盲目吃药，谨慎选择按摩等方法，以免加重病情，造成严重后果。

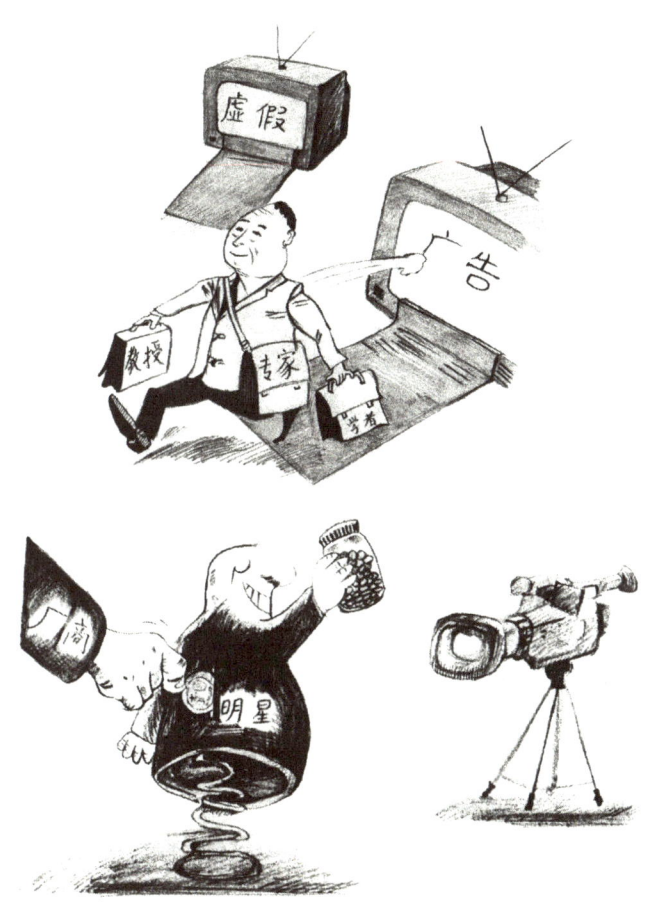

图 3-18　虚假广告

问 32：如何预防颈椎病，做颈椎操有用吗？

长期保持同一个姿势无疑会加重颈椎的退化，长期工作时每隔一段时间（如1小时）适当地站立并活动颈部及四肢对预防颈椎病有一定的帮助，一般要在专业康复医生的指导下做颈椎操。

（3）胸椎退行性疾病（degenerative diseases of thoracic spine）：胸椎活动度较小，出现损伤的概率相对较小。胸椎损伤主要见于骨质疏松的中老年人或外伤患者。

外伤与康复 180 问

问 33：为什么颈部、背部损伤的人员不能立即搬动，而要等专业人员来搬运呢？

脊柱外伤后通常合并脊髓的损伤，搬运过程中应保持轴线搬运，若搬运不当很可能发生二次损伤，损伤重要神经、血管，所以切忌好心办坏事。

3. 脊柱骨折（spinal fracture）

（1）概述：脊柱骨折是骨科中常见的创伤，占全身骨折的 5%～6%，其中胸腰段脊柱（T_{10}～L_2）骨折最多见，其次为颈椎、腰椎、胸椎最少。常可以并发脊髓或马尾神经损伤，特别是颈椎骨折－脱位合并有脊髓损伤者，据报道发病率最高可达 70%，可严重致残甚至危及生命。胸腰段脊柱处于两个生理弧度的交汇处，是应力集中之处，因此该处骨折十分常见（图 3-19）。

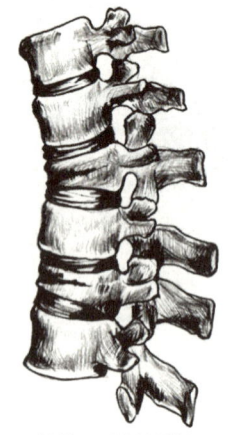

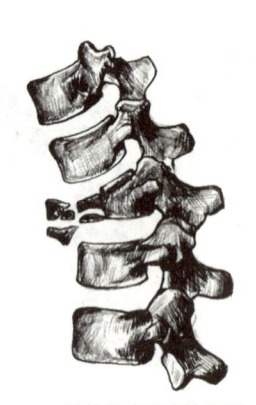

椎体单纯压缩性骨折　　　　椎体粉碎压缩性骨折

图 3-19　胸腰段椎体压缩性骨折

（2）脊柱损伤的搬运（transportation after spinal injury）

问 34：脊柱损伤后该如何搬运？

脊椎损伤患者搬运过程中特别要注意对骨折部位的保护，搬运时切忌一人抱腿，另一人抱身的双人抱抬。应该至少 3 人平托患者或采用滚动法进行轴线翻滚将其搬上担架；颈椎骨折的患者应专门有一人平托颈部，时刻保持头颈呈平直位，担架应为硬质担架，切忌使用软质担架，如无硬质担架，可以使用木板代替。颈椎骨折患者上担架后还要在颈部两侧垫沙袋之类的固定物，避免搬运过程中头颈部自由摇摆（图 3-20）。

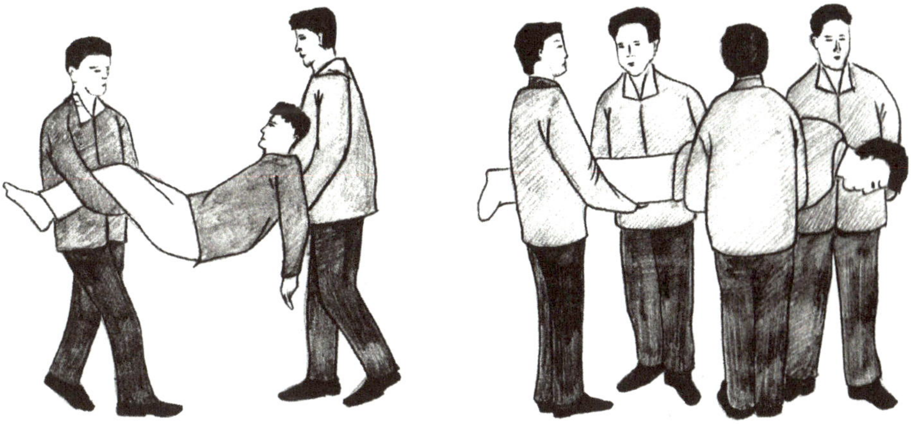

人体"司令部"的挑战——颅脑、脊柱和脊髓损伤

错误抬法　　　　　　　　　　　正确抬法

图 3-20　脊柱损伤后搬运示意图

4. 脊柱的保健（healthcare of spine）

问 35：脊柱手术后该如何康复？

脊柱术后的康复取决于患者术前神经损伤的程度。神经压迫时间较短，或压迫程度较轻者手术效果较好。通常脊柱在内固定后即可早期活动，但 3 周内仍以卧床为主，之后需要 3 个月左右的保护性恢复训练。术后脊柱应保持良好的自然姿势，避免脊柱疲劳。游泳、有氧操、腰背肌和腹肌锻炼是最为有效和安全的运动方式。

问 36：如何使我们的脊柱更硬朗？

对脊柱进行锻炼的主要目的是使腰部、腹部、臀部和大腿肌肉变得更强壮和更有弹性。应当与健身训练如步行、骑脚踏车、游泳或慢跑的整体锻炼计划相结合。

5. 日常生活中的腰背痛（back pain in daily life）

问 37：如何减轻腰背痛的发作频率？

腰背痛是一种十分常见的疾病，可由创伤、疾病、退化或其他原因引起。除外伤等非确定性因素外，不良的姿势和习惯是加速脊柱病变最常见的原因。因此，在日常生活和工作过程中，要养成保护脊柱的良好习惯，注意保持正确的姿势，避免单一、过度地使脊柱处于某一姿势或某一工作状态。如果已经出现腰背痛，切忌有病乱投医或使用非专业医生开的药物或民间偏方、秘方来治疗。应该寻找导致疾病的原因，然后采取适当的治疗方法，并且要时刻保持正确的姿势以缓解腰背痛症状。那么如何才算正确的姿势呢？

人体脊柱从颈部开始有一个生理弯曲，形成两个"S"形，应尽量保持脊柱正常的生理弯曲，使肌肉处于平衡、放松的状态，减轻脊柱的负荷。

（1）站立时，应抬头、收下颌、平肩、挺胸、收腹、腰后微凸。

（2）坐位时，应保持背部平直，双脚放在地面上，可以将软垫放在背后的空隙中。不要坐太高的椅子，也不要坐太软或太大的沙发。不要因为懒散或弯腰驼背而导致背部不必要的弯曲。选用转椅以避免扭曲身体。双脚交叉的时间不要太长。如果驾驶时间较长，可以停车稍微活动一下。

（3）睡觉时，应避免软床或高枕头，因为软床和高枕头会使背部处于紧张状态。应使用约5cm厚的硬床垫，并将床垫放在木板上，枕头的高度与单肩的高度相同。如果有必要，仰卧时可以将卷起的毛巾塞在背后的空隙中以支持背部。侧卧时，应保持背部平直，双膝弯曲。

（4）躺下时，不要使背部过于紧张，可以从坐姿慢慢变成另一种姿势。起床时，翻转身体，将脚放在床边，借助上肢的力量坐起。弯曲膝盖而不要弯腰，因为弯腰会对背部产生巨大的压力。

（5）举起重物时，很可能使背部扭伤。应先使重物靠近身体，注意利用腿部和肩部肌肉，千万不要贸然举起太重的物品。如果必须改变方向，要调整步伐，尽量不要扭曲身体，以保护本已受损的脊柱。

其他可能影响背部的情况：①怀孕，会使身体重心前移，增加背部的负荷。因此，产后一定要注意充分的休息、保持正确的姿势和适当的产后运动，从而加速身体恢复的过程。②肥胖，会增加背部和关节所承担的重量。建议在医生或营养师的指导下减肥，可以同时运动和调整饮食。③穿高跟鞋，会使身体前倾，并加剧背部弯曲。女性应避免长期穿鞋跟过高的高跟鞋，尤其是在怀孕期间。

问38：是否所有的腰背痛都可以进行推拿按摩？

推拿按摩在一定程度上有可能缓解因腰背肌肉劳损等引发的疼痛不适，但是如果手法与力度不合适，则可能加重病情。而对于腰椎滑脱、腰椎管狭窄、腰椎间盘突出、神经压迫等引发的疼痛，推拿按摩则几乎毫无作用，并且还会延误诊治。因此，腰背疼痛慎按摩。

（二）脊髓损伤（spinal cord injury）

1. 脊髓损伤的分类

（1）脊髓震荡：常表现为不全截瘫，可在数小时内开始恢复，数日内完全恢复正常的神经功能。

（2）脊髓休克：表现为暂时性瘫痪，可持续到24小时以上，2～4周将逐渐表现出上运动神经元瘫痪的各项临床特征。

（3）不完全性脊髓损伤：损伤平面以下仍保留某些感觉和运动功能，有球海绵体反射。

（4）完全性脊髓损伤：骶段感觉运动功能完全丧失，无球海绵体反射。

（5）脊髓圆锥综合征：L_1椎体损伤，损伤$S_{3\sim5}$脊髓段。

（6）马尾损伤：L_2椎体损伤，表现为周围神经损伤。

问39：脊柱损伤后为什么不能自己控制大小便？

脊柱损伤通常合并脊髓的损伤，而排便的初级中枢位于脊髓的腰骶段，如脊髓损伤，则可表现为大小便障碍。

问40：脊柱损伤后为什么会截瘫？

脊柱受到较严重外伤时，巨大外力可能导致脊柱骨折或脱位，使脊柱失去对脊髓的保护作用，甚至脊柱骨折脱位后常冲击压迫脊髓，导致脊髓损伤。脊髓的严重损伤可能导致支配平面以下的肢体感觉异常，肌力、肌张力异常甚至瘫痪。

2. 临床表现

问41：高位截瘫或低位截瘫分别在什么情况下出现？各有什么表现？

颈椎或高节段的胸椎受损后会出现四肢无力、感觉消失，严重时甚至无法自主呼吸，需要通过呼吸机辅助呼吸，预后极差。下胸椎及L_1、L_2的骨折损伤神经后会出现下肢肌力减退及感觉障碍，因为患者仍能够保持胸式呼吸及自主咳嗽、咳痰，预后较高位截瘫好。总体而言，如果脊髓明显受损，则预后较差，但对于脊髓无明显受损、仍处于震荡期的患者，肌力及感觉会有一定程度的恢复甚至完全康复。

3. 治疗

（1）药物治疗：激素、脱水药、止血药、神经营养药、促脊髓微循环药等。

（2）手术治疗：脊柱骨折复位固定，解除脊髓压迫，重建脊柱的稳定性。

（3）物理治疗：卧硬板床，牵引，石膏、外固定支架固定及康复训练；高压氧治疗，改善脊髓缺氧。

（4）脊髓损伤的干细胞移植：干细胞是人类组织器官的起源细胞，具有自我更新、高度增殖和多向分化的能力，根据发生学来源可分为胚胎干细胞和成体干细胞，根据不同的分化潜能可分为全能干细胞（如胚胎干细胞）、多能干细胞（如造血干细胞、骨髓间充质干细胞等）和单能干细胞（如上皮组织基底层的干细胞、成肌细胞等）。目前已证实，通过移植干细胞能有效治愈或显著改善许多疾病的发生发展，因此将干细胞应用于脊髓损伤的治疗也成为临床研究的热点之一。脊髓损伤后，有效保护神经细胞是恢复神经功能的决定性因素。动物实验表明，移植干细胞可通过分化为神经元和神经细胞，以及激活损伤部位的内源性修复反应等途径达到对神经细胞的修复作用。虽然已有部分临床研究表明干细胞移植对运动和感觉功能改善起到一定作用，并且认为这是一种安全可行的治疗方法，但是国际上尚未有大规模应用干细胞治疗脊髓损伤的大样本报道，仍然需要更多的临床前研究及临床研究的反复考究，才能最终证实此方法的疗效和安全性。

（5）防止脊髓损伤的并发症：压疮、泌尿系统感染、呼吸系统感染等。

问 42：截瘫后该如何护理？

对于截瘫患者的护理专业性很强，需要在专业医师及康复护理技师的指导下进行，除日常生活照料外，还要严格定期翻身（每 1～2 小时一次），重点预防压疮；进行深呼吸、吹气球等锻炼肺功能，预防坠积性肺炎；预防泌尿系统感染；帮助患者活动四肢关节，避免关节萎缩与变形；进行适当的床上功能锻炼。同时，还应注意心理疏导，帮助患者排遣负面情绪，使其树立生活的信心。

第四章
"隐蔽战线"的战斗——胸腹部损伤的诊断与治疗

一、胸部损伤（thoracic injury）

（一）概述

1. 发生率和死亡率（incidence and mortality）

问1：胸外伤有多常见？

在日常生活中，胸外伤患者大约占胸外科住院患者的5%；在发生车祸时，则50%的伤者可能有胸外伤，且其中12%～15%的伤者会死于胸外伤；在战争年代，胸外伤占医院一线伤员的8%，占战地阵亡人数的25%。

2. 特点和分类

问2：胸外伤有哪些特点？如何分类？

胸外伤有以下特点：①受伤率高，尤其是车祸、施工、灾难、战时发生率高；②全身多发伤通常合并有严重的胸外伤；③发生胸外伤的患者一般伤情重、变化快，而且容易被发生在其他部位的合并伤所掩盖；④多数胸外伤若能及时得到正确的处理，病情可以很快得到缓解。

胸外伤的分类有两种方式：①根据损伤暴力性质不同，可分为钝性伤和穿透伤。钝性胸部损伤是由减速性、挤压性、撞击性或冲击性暴力所致，如急速行驶的汽车在发生车祸时，驾驶员胸部撞击在方向盘上就很容易导致钝性胸部损伤，多有肋骨骨折或胸骨骨折，而且常合并其他部位的损伤。早期的钝性胸部损伤容易被忽视或被漏诊和误诊，心、肺组织广泛钝挫伤后所继发的组织水肿常容易导致急性呼吸窘迫综合征、心力衰竭、心律失常等急性病症。多数钝性伤患者不需要开胸手术治疗。穿透性胸部损伤由火器、刃器或锐器致伤，如子弹穿透胸部所致损伤，其损伤范围直接与伤道有关，早期诊断也较容易，出现这种损伤时最主要的死亡原因是器官组织的进行性出血。②根据损伤是否造成胸膜腔与外界相通，可分为开放性胸外伤（图 4-1）和闭合性胸外伤（图 4-2）。

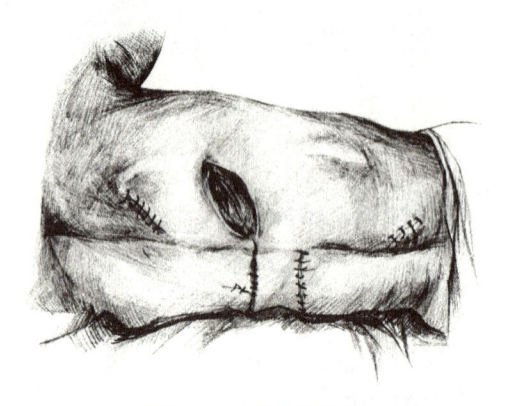

图 4-1　开放性胸外伤

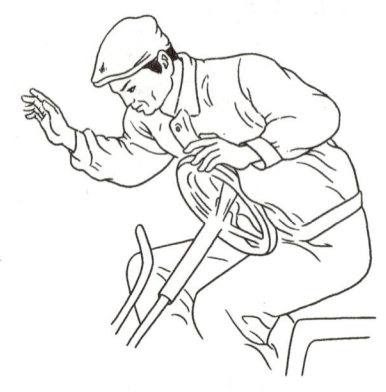

图 4-2　闭合性胸外伤

3. 急救处理原则

问 3：如何判断胸外伤是否危及生命？

能够及时、正确地认识到最直接威胁患者生命的紧急情况与损伤部位至关重要。当患者受到外伤时，要了解损伤暴力的来源、受伤的时间、伤后的临床表现，以及做了哪些处理，同时需要结合患者的生命体征（体温、血压、心率、呼吸、脉搏）、呼吸道通畅情况、伤口位置、外出血量、胸廓运动情况、呼吸音和心音，以及是否有皮下气肿、气管的移位等共同判断伤情的进展速度。对于需要转运或送往医院的患者，要特别注意是否存在迅速致死的情况，如气道阻塞、张力性气胸、心脏压塞、开放性气胸等。

问 4：如何对胸外伤患者进行现场急救处理？

现场的抢救主要包括基础生命支持与严重损伤的紧急处理。基础生命支持的原则为：维持呼吸道通畅，若有氧则给予氧气，同时控制外出血、镇痛、固定长骨骨折、保护脊柱（尤其是颈椎），并迅速转运。对于威胁生命的严重胸外伤，需在现场进行特殊的急救处理：张力性气胸需放置具有单向活瓣作用的胸腔穿刺针或行闭式胸腔引流；开放性气胸需迅速包扎和封闭胸部吸吮伤口，安置上述穿刺针或引流管；大面积胸壁软化的连枷胸有呼吸困难者，予以人工辅助呼吸。

胸外伤抢救的重点为ABC：① A（airway）：消除口咽分泌物，保持呼吸道通畅，气管插管，气管切开；② B（breathing）：吸氧，纠正反常呼吸，封闭开放性气胸，抽除血气胸，促进及保持肺膨胀，辅助呼吸；③ C（circulation）：纠正休克，心包穿刺，治疗心力衰竭、心律失常（图4-3）。

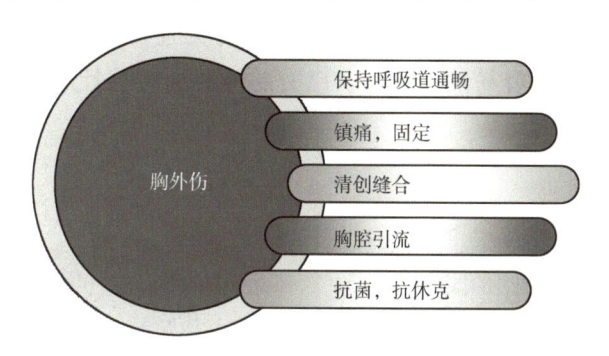

图 4-3 胸外伤的抢救重点

4. 胸外伤剖胸探查适应证

问 5：哪些胸外伤需要紧急手术治疗？

胸外伤患者出现下列情况需要行急症开胸探查手术治疗：

紧急手术：心脏大血管出血、血心包、气管支气管断裂、肺广泛裂伤、胸腹联合伤、活动性出血。

需要早期手术和择期手术的胸部外伤亦比较常见。

早期手术：食管胸膜瘘、创伤性主动脉瘤、膈疝、乳糜胸、支气管断裂后肺不张。

择期手术：机化血胸、支气管胸膜瘘、颈部食管瘘、胸内异物、心内瓣膜损伤和间隔缺损。

（二）肋骨骨折（rib fracture）

1. 致伤原因

问 6：哪些情况下容易发生肋骨骨折？

外界的暴力直接作用于肋骨，可使肋骨向内弯曲折断；前后挤压的间接暴力则可使肋骨腋段向外弯曲折断。因第 1～3 肋骨粗短，且有锁骨肩胛骨保护，所以不易发生骨折；而一旦发生了骨折，则说明致伤暴力巨大，通常会合并锁骨骨折、肩胛骨骨折和颈部、腋部血管神经的损伤。第 4～7 肋骨长而薄，最易折断。第 8～10 肋前端肋软骨形成肋弓与胸骨相连，第 11～12 肋前端游离，弹性较大，均不易骨折；若发生骨折，应警惕腹内脏器和膈肌同时受到损伤。多根、多处肋骨骨折将使局部胸壁失去完整肋骨支撑而软化，可出现反常呼吸运动，即吸气时软化区胸壁内陷，呼气时胸壁外突，又称为连枷胸（图 4-4）。老年人的肋骨因骨质疏松，较容易发生骨折。已有恶性肿瘤转移灶的肋骨也容易发生病理性骨折。

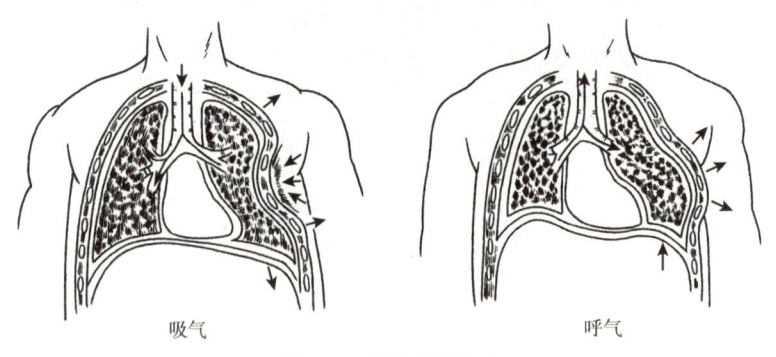

吸气　　　　　　　　　　呼气

图 4-4　反常呼吸运动

2. 临床表现

问 7：肋骨骨折后会有哪些表现？

肋骨骨折后，骨折断端可刺激肋间神经产生明显胸痛，在深呼吸、咳嗽或转动体位时加剧。胸痛使得呼吸变浅、咳嗽无力，呼吸道的分泌物增多、潴留，易致肺不张和肺部感染等并发症。胸壁可有畸形，局部明显压痛，时有骨摩擦音，挤压胸部可使局部疼痛加重，有助于与软组织挫伤相鉴别。骨折断端向内移位可刺破胸膜、肋间血管和肺组织，产生血胸、气胸、皮下气肿或咯血。伤后晚期骨折断端移位可能造成迟发性血胸或血气胸。连枷胸呼吸时两侧胸腔压力不均衡使纵隔左右移动，称为纵隔扑动。连枷胸常伴有广泛肺挫伤，挫伤区域的肺间质或肺泡水肿可导致低氧血症。胸部 X 线片可显示肋骨骨折断裂线和断端错位，但不能显示前胸肋软骨的骨折。

3. 治疗原则

问 8：肋骨骨折该如何治疗？是否都要进行手术？

肋骨骨折的处理原则为有效地控制疼痛、固定胸廓、防治并发症和早期活动（图 4-5）。有效镇痛能改善钝性胸部损伤患者的呼吸及连枷段胸壁的反常活动。镇痛的方法包括静脉镇痛法、肋间神经阻滞法、胸膜腔内麻醉法和硬膜外麻醉法。目前公认的是硬膜外麻醉法能提供最佳可控的持续镇痛效果。固定肋骨骨折和控制胸壁反常呼吸运动的各种机械方法有多带条胸布、弹性胸带、胶布固定法。因其他原因需开胸手术时可用不锈钢丝、克氏针或使用 Judet 固定架等内固定技术固定肋骨断端（图 4-6）。连枷胸患者如出现明显呼吸困难，需气管插管机械通气支持呼吸。正压机械通气能纠正低氧血症，还能控制胸壁的反常呼吸运动。开放性肋骨骨折的胸壁伤口需彻底清创，固定肋骨断端。如胸膜已穿破，需放置闭式胸腔引流。

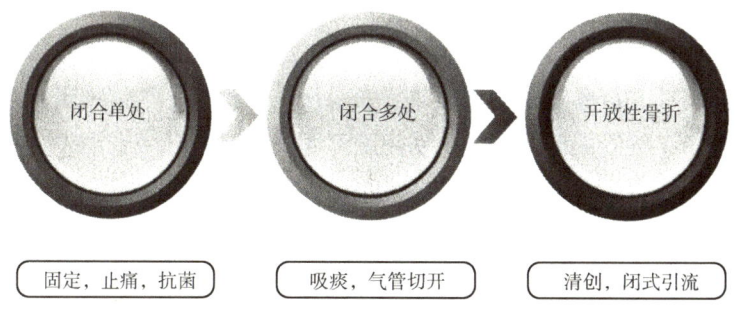

闭合单处 → 闭合多处 → 开放性骨折

固定，止痛，抗菌 | 吸痰，气管切开 | 清创，闭式引流

图 4-5　肋骨骨折的治疗原则

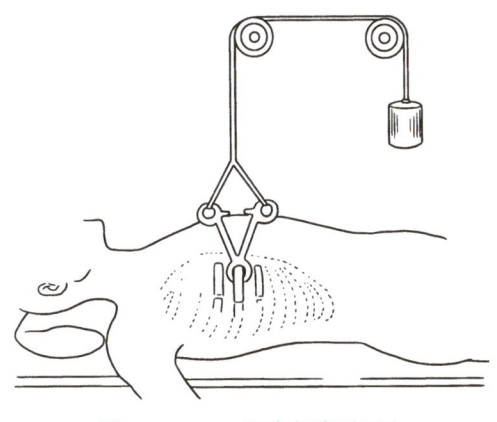

图 4-6　Judet 固定架牵引固定

(三) 创伤性气胸 (traumatic pneumothorax)

1. 概述及临床表现

问9：什么是闭合性气胸、开放性气胸和张力性气胸？

（1）闭合性气胸：气体进入胸膜腔后不再与外界大气相交通，胸腔内压仍低于大气压。胸膜腔内的积气量决定了伤侧肺萎陷的程度。伤侧肺萎陷使肺呼吸面积减小，从而将影响肺通气和换气功能。伤侧胸内负压减少可引起纵隔的移位。根据胸膜腔内积气的量与速度，轻者可无明显症状，重者有呼吸困难。

（2）开放性气胸：外界空气随呼吸经胸壁缺损处自由进出胸膜腔。患者呼吸困难的严重程度与胸壁缺损的大小密切相关，当胸壁缺损直径＞3cm时，胸腔内压与大气压相等。由于伤侧胸腔内压显著高于健侧（正常情况下胸腔内压为负压），纵隔向健侧移位，使健侧肺扩张也明显受限，呼气和吸气时两侧胸膜腔压力出现周期性不均等变化：吸气时纵隔移向健侧，呼气时又回移向伤侧。这种纵隔扑动和移位会影响腔静脉回心血流，引起循环障碍。临床表现主要为明显呼吸困难、鼻翼扇动、口唇发绀、颈静脉怒张。伤侧胸壁有随气体进出胸腔发出吸吮样声音的伤口，气管向健侧移位，伤侧胸部叩诊鼓音，呼吸音消失，严重者伴有休克。胸部X线片显示伤侧胸腔大量积气、肺萎陷、纵隔移向健侧。

（3）张力性气胸：又称高压性气胸，是可迅速致死的危急重症（图4-7）。气管、支气管或肺损伤处形成活瓣，气体随每次吸气进入胸膜腔并积累增多导致胸腔内压高于大气压。张力性气胸发生后，伤侧肺往往严重萎陷，纵隔显著向健侧移位，健侧肺受压，导致腔静脉回流障碍。由于胸腔内压高于大气压，气体经

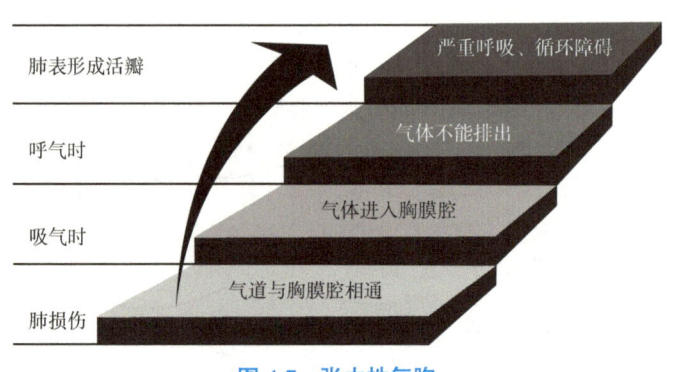

图4-7 张力性气胸

支气管周围疏松结缔组织或壁层胸膜裂伤处进入纵隔或胸壁软组织，形成纵隔气肿或面、颈、胸部的皮下气肿。患者常表现为严重或极度呼吸困难、烦躁、意识障碍、大汗淋漓、发绀。气管明显移向健侧，颈静脉怒张，多有皮下气肿。伤侧胸部饱满，叩诊呈鼓音；听诊呼吸音消失。胸部X线检查显示胸腔严重积气，肺完全萎陷、纵隔移位，并有纵隔气肿和皮下气肿征象。胸腔穿刺时高压气体可将针芯向外推移。部分患者有脉搏细快、血压降低等循环障碍表现。

问10：气胸还能怎么分类？

根据病因可将气胸分为：原发性气胸、继发性气胸、特殊类型的气胸。

（1）原发性气胸：又称特发性气胸，是指肺部常规X线检查未能发现明显病变的健康者所发生的气胸。好发于青年人，特别是体型瘦长者，以男性居多。

（2）继发性气胸：其产生机制是在其他肺部疾病的基础上，形成肺大疱或直接损伤胸膜所致。

（3）特殊类型的气胸

1）月经性气胸：与月经周期有关的反复发作的气胸。

2）妊娠合并气胸：以生育期年轻女性为多。该病患者因妊娠而发生气胸。

3）老年人自发性气胸：60岁以上人群发生自发性气胸称为老年人自发性气胸，大多数继发于慢性肺部疾患（约占90%以上），其中以慢性阻塞性肺部疾病占首位。

4）创伤性气胸：多由于肺被肋骨骨折断端刺破，或暴力作用引起的支气管或肺组织挫裂伤，或因气道内压力急剧升高而引起的支气管或肺破裂所致。锐器伤或火器伤穿通胸壁，伤及肺、支气管和气管或食管，亦可引起气胸，且多为血气胸或脓气胸。偶尔在闭合性或穿透性膈肌破裂时伴有胃破裂而引起脓气胸。

问11：什么是创伤性气胸？严重吗？

胸部损伤使胸膜腔的完整性遭到破坏，胸膜腔内积气就称为气胸。多由于肺组织、气管、支气管、食管破裂，空气逸入胸膜腔，或因胸壁伤口穿破胸膜，外界空气进入胸膜腔所致。其发生率在胸部创伤中仅次于肋骨骨折。根据胸膜腔的压力情况，气胸可以分为闭合性气胸、开放性气胸和张力性气胸三类。气胸属胸外科急症之一，严重者可危及生命，尤其张力性气胸是可迅速致死的危急重症。

外伤与康复 180 问

问 12：胸部没有开放性损伤就一定没有气胸吗？

不一定。气胸多因肺部疾病或外力影响使肺组织和脏层胸膜破裂，或靠近肺表面的细微气泡破裂，肺和支气管内空气逸入胸膜腔。诱发气胸的因素多为剧烈运动、咳嗽、提重物或上臂高举、举重运动、用力解大便和钝器伤等。由引起气胸的病因可以看出胸部开放性创伤所引起的气胸只是气胸形成的一种原因，并不是唯一的原因，所以没有开放性的损伤并不代表就一定没有气胸。

2. 急救处理措施及治疗原则

问 13：遇到以下几种气胸该如何处理？

（1）闭合性气胸：一旦确定为气胸，需积极进行胸膜腔穿刺术或闭式胸腔引流术，尽早排出胸膜腔积气，促使肺早期膨胀。发生气胸时间较长且积气量较少的患者，无须特殊处理，胸腔内积气可在 1～2 周内吸收。

（2）开放性气胸：应将开放性气胸立即变为闭合性气胸，赢得时间，并迅速转送。使用无菌敷料或清洁器材制作不透气敷料和压迫物，在患者用力呼气末封盖吸吮伤口，并加压包扎。转运途中如患者呼吸困难加重，应在呼气时开放密闭敷料，排出高压气体后再封闭伤口。在医院的急诊处理时，应迅速给氧，补充血容量，纠正休克；清创、缝合胸壁伤口，并做闭式胸腔引流；给予抗生素，鼓励患者咳嗽排痰，预防感染；如疑有胸腔内脏器严重损伤或进行性出血，应开胸探查。

（3）张力性气胸：急救需迅速使用粗针头穿刺胸膜腔减压，紧急情况下可在针柄部外接剪有小口的柔软塑料袋、气球或避孕套等，使胸腔内高压气体易于排出而外界空气不能进入胸腔，进一步处理应安置闭式胸腔引流，使用抗生素预防感染。闭式引流装置的排气孔外接可调节恒定负压的吸引装置，可加快气体排出，促使肺复张。待漏气停止 24 小时后，X 线检查证实肺已复张，方可拔除胸腔引流管。持续漏气而肺难以复张时需考虑开胸手术探查或电视胸腔镜手术探查。

（四）其他胸部器官损伤处理原则

1. 血胸（hemothorax）

问 14：什么是血胸？该如何处理？

胸膜腔积血称为血胸，与气胸同时存在则称为血气胸。胸腔内任何组织结构损伤出血均可导致血胸。体循环动脉、心脏或肺门部大血管损伤可导致大量血胸，压迫伤侧肺，推移纵隔挤压健侧肺，影响肺扩张及呼吸功能。由于血容量丢失、胸腔负压减少和纵隔推移所致腔静脉扭曲阻碍静脉血回流，循环功能受到影响。当胸腔内迅速积聚大量血液时，胸腔内积血凝固形成凝固性血胸。凝血块机化后形成纤维板，限制肺与胸廓活动，损害呼吸功能。血液是良好的培养基，经伤口或肺破裂口侵入的细菌会在积血中迅速滋生繁殖，引起感染性血胸，最终导致脓血胸。持续大量出血所致胸膜腔积血称为进行性血胸（图4-8）。受伤一段时间后，因活动致肋骨骨折处的断端移位刺破肋间血管或血管破裂处血凝块脱落而出现的胸腔内积血，称为迟发性血胸。

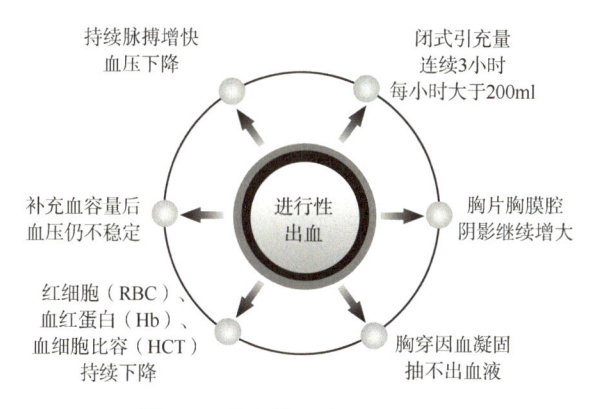

图 4-8 进行性血胸的临床表现

血胸的临床表现主要与出血量、出血速度和个人体质有关。一般而言，成人血胸量＜0.5L为少量血胸；0.5～1.0L为中量血胸；＞1.0L为大量血胸。患者会出现不同程度的面色苍白、脉搏细速、血压下降和末梢血管充盈不良等低血容量性休克表现，并有呼吸急促、肋间隙饱满、气管向健侧移位、伤侧叩诊浊音和呼吸音减低等表现。

非进行性血胸的治疗原则是及时排出积血、促使肺复张、改善呼吸功能，并使用抗生素预防感染。血胸的持续存在会增加凝固性血胸或感染性血胸的可能性，因此闭式胸腔引流术的指征应放宽，可根据积血量，采用胸腔穿刺或闭式胸腔引流术治疗。进行性血胸应及时行开胸探查手术，凝固性血胸也应尽早手术，清除血块，剥除胸膜表面血凝块机化而形成的包膜。感染性血胸应保证胸腔引流通畅，排尽积血、积脓；若无明显效果或肺复张不良，应尽早手术清除感染性积血，剥离脓性纤维膜。近年来，电视胸腔镜已用于凝固性血胸、感染性血胸的处理，具有手术创伤小、疗效确切、术后患者恢复快等优点。

2. 肺和气管损伤（lung and trachea injury）

问 15：常见的肺损伤有哪些？该如何处理？

根据损伤的特点，肺损伤包括肺裂伤、肺挫伤和肺爆震（冲击）伤。肺裂伤伴有脏层胸膜裂伤者可发生血气胸。肺挫伤大多为钝性暴力所致，在肺组织钝挫性损伤后在损伤区域可发生充血水肿，引起换气障碍，导致低氧血症。肺爆震伤是由爆炸产生的高压气浪或水波浪冲击而损伤肺组织。治疗原则：①及时处理合并伤；②保持呼道通畅；③氧气吸入；④限制晶体液输入；⑤给予肾上腺皮质激素；⑥低氧血症者使用机械通气支持。

问 16：为什么会有气管的损伤？该如何处理？

钝性气管、主支气管损伤的可能机制为：①胸部受压时骤然用力屏气，气管和主支气管内压力骤增，引发破裂；②胸部前后方向挤压使两肺移向侧方，气管分叉处强力牵拉导致主支气管起始部破裂；③减速和旋转产生的剪切力作用于肺门附近主支气管，产生破裂；④头颈部猛力后仰，气管过伸使胸廓入口处气管断裂（图4-9）。穿透性气管支气管损伤直接与伤道或弹道路径有关。穿透性颈部气管损伤常伴有甲状腺、大血管与食管损伤，胸内气管、主支气管损伤常伴有食管和血管损伤。气管插管、气管切开、内镜检查和异物摘取都可能引起气管或主支气管损伤。

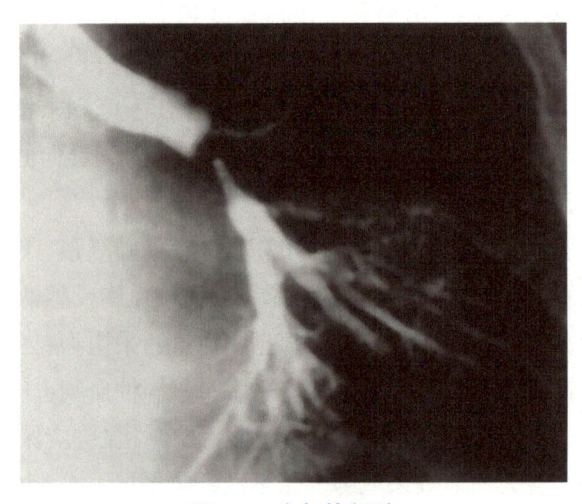

图 4-9　支气管断裂

主支气管损伤时首先应保持呼吸道通畅，纠正休克和缓解张力性气胸，并尽早手术治疗。气管损伤时应紧急行气管插管，阻止血液与分泌物流入远端气管，保持呼吸道通畅。气管横断或喉气管分离时远端气管可能回缩入胸腔，需紧急做颈部低位横切口，插入气管导管。气管插管困难时可插入纤维支气管镜，再引入气管插管。

3. 心脏损伤（cardiac injury）

问17：心脏损伤多由什么原因引起？处理方法有哪些？

心脏损伤可分为钝性心脏损伤与穿透性心脏损伤。钝性心脏损伤多由胸前区撞击、减速、挤压、高处坠落、冲击等暴力所致，心脏在收缩期遭受钝性暴力打击最易致伤，其严重程度与钝性暴力的撞击速度、质量、作用时间、心脏受力面积等有关。轻者多为无症状的心肌挫伤，重者甚至为心脏破裂。钝性心脏破裂患者绝大多数死于事故现场，极少数可以通过有效的现场急救而被成功送达医院。临床上最常见的是心肌挫伤。严重心肌挫伤的致死原因多为严重心律失常或心力衰竭。穿透性心脏损伤多由火器、刃器或锐器致伤。火器导致心脏贯通伤时多数患者死于受伤现场，低射速火器伤常致非贯通伤，异物留存于心脏。临床上亦常见窄而短刃的锐器致伤，多为非贯通伤，患者常能送达医院救治。已有心脏压塞或失血性休克者，应立即在急诊室施行开胸手术，在气管插管全身麻醉状态下，切开心包缓解心脏压塞，控制出血。

二、腹部损伤（abdominal injury）

（一）概述

1. 发生率、死亡率和发病原因

问18：腹部损伤的发生概率如何？常见的发病原因有哪些？

腹部损伤在平时和战时都较多见，其发生率在平时占各种创伤的0.5%~1.8%，在战时约为50%，死亡率约为10%。可分为开放性损伤（图4-10）和闭合性损伤（图4-11）两类。开放性损伤常由刀刺、枪弹、弹片所引起，闭合性损伤常系坠落碰撞冲击、挤压、拳打脚踢等钝性暴力所致。无论开放或闭合，都可导致腹部内脏损伤。常见受损内脏在开放性损伤中依次是肝、小肠、胃、结肠、大血管等，在闭合性损伤中依次是脾、肾、小肠、肝肠系膜等。胰、十二指肠、膈、直肠等由于解剖位置较深，损伤发生率较低。

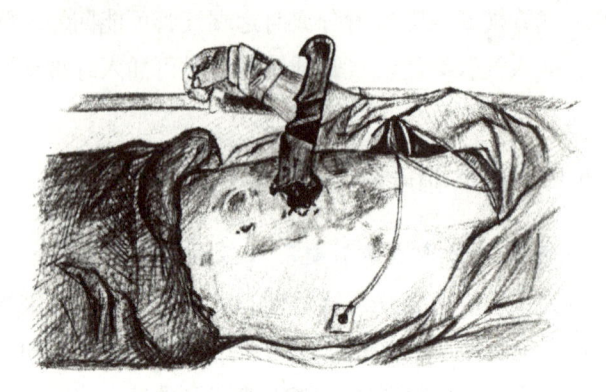

图 4-10　开放性腹部损伤

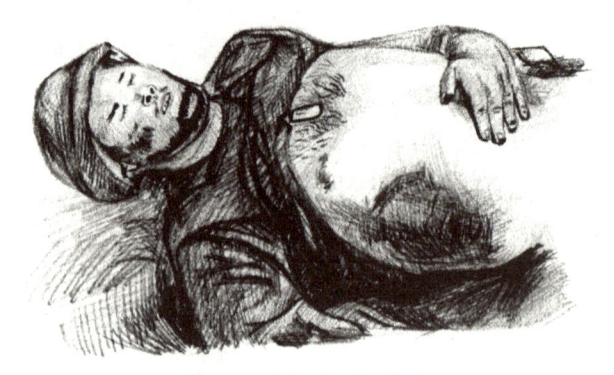

图 4-11　闭合性腹部损伤

2. 分类及特点

问 19：腹部损伤有什么特点？

开放性损伤有腹膜破损者多为穿透伤（多伴内脏损伤），无腹膜破损者为非穿透伤（偶伴内脏损伤）；其中投射物有入口和出口者为贯通伤，有入口无出口者为非贯通伤或盲管伤。闭合性损伤可能仅局限于腹壁，也可兼有内脏损伤。此外，各种穿刺、内镜、灌肠、刮宫、腹部手术等可导致医源性损伤。腹部损伤的严重程度与是否涉及内脏、涉及哪些内脏等相关，而这在很大程度上取决于暴力的强度、速度、着力部位和作用方向等因素。此外，还受解剖特点、内脏原有情况和功能状态等内在因素的影响。例如，肝、脾组织结构脆弱，血供丰富，位置比较固定，在受到暴力打击之后，比其他脏器更容易破裂，尤其是原来已有病变存在者；上腹受挤压时胃窦、十二指肠第三部或胰腺可被压在脊柱上而断裂；肠道的固定部分（上段空肠、末段回肠、粘连的肠管等）比活动部分更易受损；充盈的空腔脏器（饱餐后的胃、未排空的膀胱等）较排空者更易破裂。

3. 临床表现

问 20：腹部损伤的主要症状有哪些？是否都很严重？

由于伤情不同，腹部损伤后的症状可有很大差异，从无明显症状、体征到出现重度休克甚至处于濒死状态。

实质器官如肝、脾、胰、肾等，或大血管损伤主要表现为腹腔内出血，出现包括面色苍白、脉率加快等症状，严重时脉搏微弱、血压不稳甚至休克。腹痛一般并不严重，腹膜刺激征也并不剧烈，但肝破裂伴有较大肝内胆管断裂时因有胆汁漏出而出现明显的腹膜炎表现。胰腺损伤若伴有胰管断裂，胰液溢入腹腔可对腹膜产生强烈刺激，体征最明显处一般即是损伤所在。肩部放射痛提示肝（右）或脾（左）损伤，在头低位数分钟后尤为明显。肾损伤时可出现血尿。

空腔脏器如胃肠道、胆道、膀胱等破裂的主要临床表现是弥漫性腹膜炎。除胃肠道症状（恶心、呕吐、便血、呕血等）及稍后出现的全身性感染表现外，最为突出的是有腹膜刺激征（压痛、反跳痛、板状腹），其程度因空腔器官内容物不同而异，通常胃液、胆汁、胰液对腹膜刺激最强，肠液次之，血液最轻；严重时可发生感染性休克。十二指肠破裂的患者有时可出现睾丸疼痛、阴囊血肿和阴茎异常勃起等，空腔脏器破裂处也可有某种程度的出血，但出血量一般不大，除非邻近大血管有合并损伤。如果两类脏器同时破裂，则出血性表现和腹膜炎可以同时存在。

4. 诊断

问 21：发生腹部损伤后一般需要做哪些检查？

发生腹部损伤后，患者被送往医院，医生除了需要详细了解病史外，还需要重视对患者全身情况的观察，包括脉率、呼吸、体温和血压的测定，注意有无休克征象。同时，全面而有重点的体格检查必不可少；必要的实验室检查如血常规、淀粉酶等有助于对伤情判断和对病情诊断。在诊断有困难时，医生可能会进行诊断性腹腔穿刺术（图 4-12）和腹腔灌洗术。B 超检查主要用于诊断肝、脾、胰、肾的损伤，可根据脏器的形状和大小提示损伤的有无、部位和程度，以及周围积血积液的情况。其他如 X 线检查、CT 检查、血管造影等均对诊断有一定的帮助。

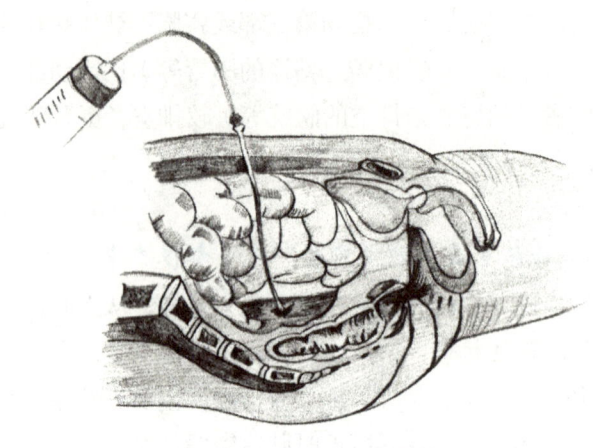

图4-12 诊断性腹腔穿刺抽液

5. 处理原则

问 22：发生腹部损伤后该如何处理，是否需要手术？

腹壁闭合性损伤和非贯通伤的处理原则与其他软组织相应损伤的处理一致。无内脏器官损伤、症状较轻的患者，可以采用非手术治疗，予以输血、补液、抗感染、禁食、胃肠减压、营养支持等，但应注意，不要随意搬动患者，同时在未确定诊断的情况下不要轻易注射镇痛剂。非手术治疗者，经观察仍不能排除腹内脏器损伤，或在观察期间出现以下情况时，应终止观察，进行剖腹探查手术（图4-13）：①腹痛和腹膜刺激征有进行性加重或范围扩大；②肠鸣音逐渐减弱消失或出现明显腹胀；③全身情况有恶化趋势，出现口渴、烦躁、脉率增快或体温及白细胞计数升高；④膈下有游离气体表现；⑤红细胞计数进行性下降；⑥血压由稳定转为不稳定甚至下降；⑦腹腔穿刺吸出气体、无凝血、胆汁或胃肠内容物；⑧胃肠出血；⑨积极救治休克而情况不见好转或继续恶化。

穿透性开放性损伤和腹内闭合性损伤多需手术。穿透性损伤如伴腹内脏器或组织自腹壁伤口突出，可用消毒碗覆盖保护，切勿在毫无准备的情况下强行回纳，这样不仅达不到回纳的目的，反而可加重腹腔污染。回纳应在手术室经麻醉后进行。如腹部以外另有伴发损伤，应全面权衡轻重缓急，首先处理对生命威胁最大的损伤。对于最危急的病例，首先要积极地进行心肺复苏，其中解除气道梗阻是重要的一环。其次要迅速控制明显的外出血，处理开放性气胸或张力性气胸，尽快恢复循环血容量，控制休克和进展迅速的颅脑外伤。如无上述情况，腹部创伤的救治应放在优先地位。腹内脏器损伤中实质脏器损伤可危及生命，较空腔脏器损伤更为紧急。已发生休克的内出血者需要积极抢救。

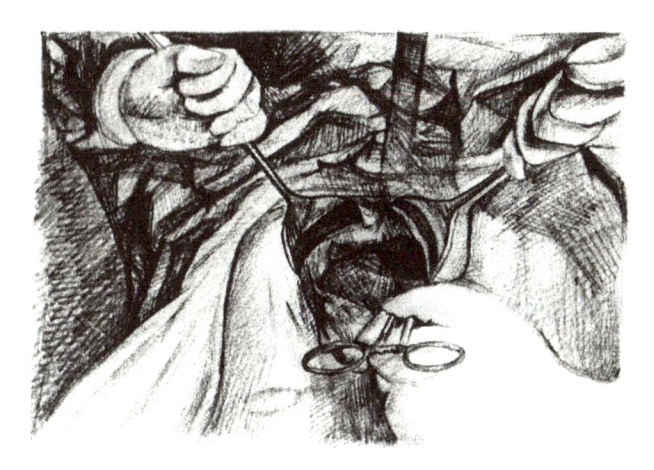

图 4-13　剖腹探查

（二）常见腹腔脏器损伤的诊治

1. 脾破裂（splenic rupture）

问 23：脾破裂的发生率是多少？该如何处理？

在腹部开放伤中，脾破裂约占 6%；在腹部闭合性损伤中，脾破裂占 20%～40%；在脾有慢性基础疾病（如血吸虫病、疟疾、黑热病、传染性单核细胞增多症、淋巴瘤等）的基础上，脾更易破裂。

脾破裂的处理原则是"抢救生命第一，保脾第二"。在不影响抢救生命的前提下才考虑尽量保留脾。对无休克或容易纠正的一过性休克，B 超证实脾裂伤比较局限、表浅，无其他腹腔脏器合并伤者可不手术，但需严密观察血压、脉搏、腹部体征、血细胞比容及影像学等的变化。如发现继续出血，应立即手术。不符合非手术治疗条件的患者，应尽快剖腹探查，以防延误治疗。

2. 肝破裂（hepatorrhexis）

问 24：肝破裂后死亡率高吗？该如何处理？

肝破裂在各种腹部损伤中占 15%～20%，右肝破裂较左肝破裂为多。因肝破裂后可能有胆汁溢入腹腔，其腹痛较脾破裂者更为明显。单纯性肝破裂死亡率约为9%，合并多个脏器损伤和复杂性肝破裂的死亡率可高达50%。

肝脏火器伤和累及空腔脏器的非火器伤都应手术治疗。其他的刺伤和钝性伤则主要根据患者的全身情况决定治疗方案。血流动力学稳定或经补充血容量后保持稳定的患者可在严密观察下采取非手术治疗，约30%可经非手术方法治愈。手术治疗的基本要求是彻底清创、确切止血、消除胆汁胰液漏。外伤性肝破裂术后，应在创面或肝周放置引流管以引流渗出的血液和胆汁。

3. 肠破裂（rupture of small intestine）

问25：不同部位的肠破裂都一样严重吗？

根据人体肠道的走形及部位，肠破裂可分为十二指肠损伤、小肠破裂、结肠破裂、直肠破裂。由于肠道占腹腔的大部分空间，而且肠破裂的原因不尽相同，故不同部位的肠破裂所引起的症状及后果也不尽相同。

（1）十二指肠损伤：十二指肠的大部分位于腹膜后，损伤的发生率很低，占整个腹部创伤的3.7%～5.0%，伤后早期死亡的主要原因是严重合并伤，尤其是合并腹部大血管的破裂，后期死亡则多因诊断不及时和处理不当引起十二指肠瘘致感染、出血和脏器衰竭。十二指肠损伤如发生在腹腔内部分，破裂后可有胰液和胆汁流入腹腔而早期引起腹膜炎；术前临床诊断虽不易明确损伤所在部位，但因症状明显，一般不至耽误手术时机。

（2）小肠破裂：小肠破裂后在早期即可产生明显的腹膜炎，故诊断一般并不困难。小肠破裂后只有少数患者有气腹，如无气腹表现并不能否定小肠破裂的诊断。部分患者的小肠裂口不大，或穿破后被食物残渣、纤维蛋白甚至突出的黏膜所堵塞，可能无弥漫性腹膜炎表现。

（3）结肠破裂：结肠损伤发生率较小肠损伤为低。结肠内容物液体成分少而细菌含量多，故腹膜炎出现得较晚，但较严重。部分结肠位于腹膜后，受伤后容易漏诊，常导致严重的腹膜后感染。由于结肠壁薄、血液供应差、含菌量大，故结肠破裂的治疗不同于小肠破裂，既往除少数裂口小、腹腔污染轻、全身情况良好的患者可以考虑一期修补或一期切除吻合外，大部分患者先采用肠造口术或肠外置术处理，待3～4周患者情况好转时再关闭瘘口。

（4）直肠破裂：直肠上段在盆底腹膜反折之上，下段在反折之下，它们损伤后的表现有所不同。如损伤在腹膜反折之上，其临床表现与结肠破裂基本相同；如发生在反折之下，则将引起严重的直肠周围感染，无腹膜炎表现，容易延误诊断。

4. 肠外溢（intestinal spillover）

问 26：受伤后发现肠道外露，是否可以塞回腹腔？该如何处理？

受伤后如发现肠道外露，不能将其塞回腹腔。腹腔脏器或组织自腹壁伤口突出，可用消毒碗覆盖保护，切勿在毫无准备的情况下强行回纳。这不仅达不到回纳的目的，反而可加重腹腔污染。其处理过程为用保鲜膜或湿纱布覆盖外溢的肠道，外层加盖干净敷料（纱布、棉垫等），然后加圈或用干净的碗盖于表面，三角巾包扎，平卧、双膝屈曲固定，用脊柱板或硬板担架搬运，即盖敷料→加圈、盖碗→盖三角巾→腹部包扎→平卧、双膝屈曲固定→脊柱板或硬板担架搬运。无碗时，将棉织品卷成圈代替，围在脱出的肠道周围（图4-14）。

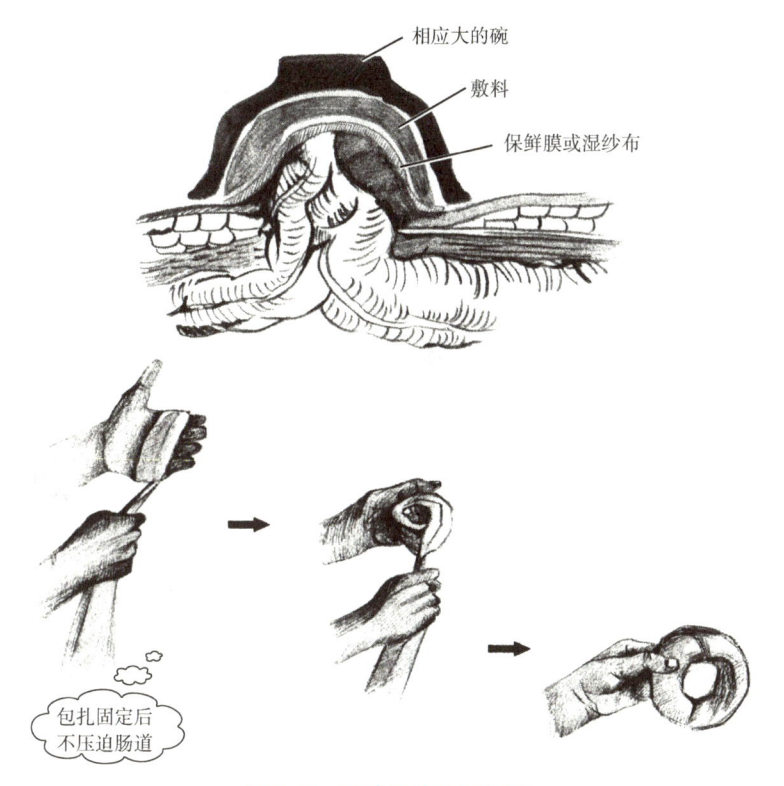

图 4-14 肠外溢的现场处理

5. 肾脏损伤（renal injury）

问 27：外伤后尿血、尿不出是怎么回事？

外伤后尿血、尿不出多为泌尿系统损伤所致。根据其损伤部位，可分为肾脏损伤、输尿管损伤、膀胱损伤和尿道损伤，其中最常见的是尿道损伤，肾脏和膀胱损伤次之，输尿管损伤较少见。泌尿系统损伤时常合并有其他脏器损伤。当胸、腹、腰和骨盆受到严重暴力打击、挤压或穿通性损伤时常伴有泌尿系统损伤。

（1）肾脏损伤：肾脏前后、内外均有良好的保护，不易受到损伤，但肾实质很脆弱，来自背部、腰部、下胸或上腹部的暴力打击，当超过肾实质的抗拉强度时即可引起肾脏损伤。有时肌肉强烈收缩或躯体受到强烈震动，也可使已存在病变的肾脏受伤。车祸、高处坠跌物体直接撞击、高速运动中突然减速或挤压，将肾脏挤向肋骨、脊椎、驾驶盘或其他物体，腹部或胁腹部的直接打击，均可引起肾脏挫伤。肾脏损伤常见表现为休克、血尿（多为肉眼可见血尿）、疼痛（伤侧肾区或上腹部疼痛）、腰腹部肿块和皮下瘀斑、发热。

（2）输尿管损伤：多见于贯穿性腹部损伤或医源性损伤。损伤后易被忽略，多延误至出现症状时才被发现。常表现为尿瘘、无尿、血尿、尿路梗阻。

（3）膀胱损伤：成人膀胱空虚时位于骨盆深处，由骨盆、盆底筋膜和肌肉保护，一般不易发生损伤，但当骨盆骨折或膀胱充盈伸展超出耻骨联合至下腹部时，则易遭受损伤。儿童的骨盆浅，膀胱稍有充盈即可突出至下腹部，故较易受到损伤。膀胱损伤常可引起休克、排尿困难（有尿意，但不能排尿或只有少量尿液）、血尿、局部肿胀、皮肤瘀斑和尿瘘。

（4）尿道损伤：是泌尿系统最常见的损伤，多发生于男性青壮年。损伤可分为开放性、闭合性和医源性三类。开放性损伤多见于战伤和锐器伤。闭合性损伤为挫伤或撕裂伤，其中外来暴力引起的闭合伤最为常见。医源性损伤是指因尿道腔内器械操作不当所致的尿道内暴力伤。

1）前尿道损伤：男性前尿道损伤较后尿道损伤更多见。最常见的病因是骑跨所致的会阴部闭合性损伤，其次为会阴部受到直接打击的闭合性损伤、性生活中海绵体折断、精神病患者自残、枪伤、锐器伤等。反复插导尿管、进行尿道膀胱镜检也可引起前尿道损伤。常表现为尿道出血、局部血肿及瘀斑、疼痛、排尿困难、尿外渗。

2）后尿道损伤：最常发生于交通事故，其次为房屋倒塌、矿井塌方等，90%以上的患者合并有骨盆骨折。常见表现为休克、血尿和尿道出血、疼痛、排尿障碍、尿外渗及血肿。

第五章
"保命"第一的原则——多发伤的诊断和救治

一、多发伤概述

（一）定义

问1：什么叫多发伤？

广义地讲，机体同时遭受两个以上解剖部位的损伤就可称为多发伤。但不同组合的多发伤，伤势的严重程度可能悬殊。因此，目前多数学者将多发伤定义为同一机械因素（直接暴力、间接暴力、混合性暴力）作用下，机体同时或相继遭受两个或以上解剖部位的组织或器官损伤，其中至少有一处损伤可危及生命或并发创伤性休克。

问2：多发伤是怎么造成的？

多发伤可由车祸、爆炸、高处坠落、塌方等事故所致，如图5-1所示。据2013年美国1000次汽车撞车事故的1678例伤员统计，多发伤占65%；意大利在一次炸药爆炸事故中多发伤占72%；在一组高空坠落伤统计中，发现凡是从5楼坠下的伤员全部为多发伤，各部位创伤的发生率以头部、四肢最高，其次为胸部、腹部损伤。其中，重型颅脑创伤总死亡率一直保持在30%～50%，是多发伤中主要的致死原因。

（二）流行病学

多发伤占全部创伤的1%～2%。我国近年来多发伤的发生率为30%左右，损伤原因中交通事故高达60%～70%。全世界死于交通事故的人数约为70万/年；我国约为10万/年，且呈逐年上升趋势，居世界之首。

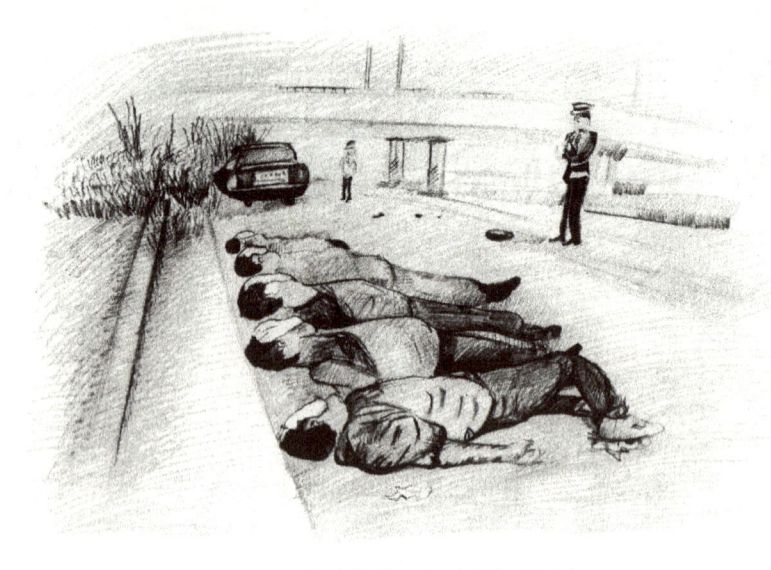

图 5-1 多发伤的现场（车祸所致）

（三）特点

问 3：多发伤有什么特点？

（1）损伤机制复杂：同一患者可能有不同机制所致的损伤同时存在，如交通事故患者可出现撞击、挤压等多种机制致伤；高处坠落者可能同时发生多个部位、多种机制的损伤，如挤压、穿插或爆震伤等。

（2）伤情重、变化快：多发伤具有加重效应，总伤情重于各脏器伤的严重性相加。伤情发展迅速、变化快，需及时准确地判断与处理。

（3）生理紊乱严重：多发伤伤情复杂，累及多个脏器，可出现急性血容量减少、组织低灌注状态与缺氧等病理生理变化，多伴发一系列复杂的全身性炎症反应，甚至脓毒症等，进一步引起组织、器官的继发性损害，并相互影响而加重。

（4）诊断困难，易漏诊和误诊：因多发伤患者损伤部位多、伤情复杂、伤势重、病史收集困难，增加了诊断的难度，很容易造成漏诊与误诊。

（5）处理顺序与处理原则矛盾：严重多发伤常需要手术治疗，由于创伤的严重程度、部位和累及脏器不同，故对危及生命的创伤处理重点和处理顺序往往不同。例如，外伤致颅内出血需急诊手术时，患者往往伴有严重的低血容量性休克，因此不能直接送手术室进行抢救，只能折中处理，一边快速纠正休克，一边做术前准备，待休克好转时才能手术开颅。

（6）并发症多：多发伤组织脏器广泛损伤、破坏，失血量大，全身生理紊乱严重，容易发生多种并发症。因机体免疫、防御系统功能下降，容易导致严重感染和脓毒症，甚至危及生命。

问4：什么是多发伤的"黄金抢救时间"？

多发伤有3个死亡高峰。

第一个死亡高峰出现在伤后数分钟内，为即时死亡。死亡原因主要为大脑、脑干、高位脊髓的严重创伤或心脏主动脉等大血管撕裂，往往来不及抢救。

第二个死亡高峰出现在伤后6～8小时，这一时间称为抢救的"黄金时间"。死亡原因主要为脑内、硬膜内及硬膜外的血肿，或血气胸、肝脾破裂、骨盆及股骨骨折和多发伤大出血。如抢救迅速、及时且措施得当，大部分患者可免于死亡，这类患者是抢救的主要对象。

第三个死亡高峰出现在伤后数天或数周，死亡原因为严重感染或器官功能衰竭。无论在院前还是院内抢救多发伤患者，都必须注意预防第三个死亡高峰。

院前正确的伤情评估及采取必要的急救措施是拯救严重多发伤患者生命的关键所在。

（四）临床特征

问5：多发伤有哪些临床特征？

多发伤的临床特征复杂，总结如下。

（1）创伤部位多、伤情复杂：多发伤的特点是同一机械致伤因素造成机体多个解剖部位同时或相继损伤。

（2）生理紊乱严重、并发症多：由于损伤部位多、涉及范围广，每一个部位的伤情都较重，创伤反应强烈、持久，加上失血多、体液丢失多，休克发生率高。严重多发伤患者早期常死于失血性休克。

（3）早期低氧血症发生率高：所有多发伤患者都存在缺氧，严重多发伤早期低氧血症发生率可高达90%，特别是合并颅脑损伤或胸部损伤的患者。

（4）免疫功能抑制，感染发生率高：多发伤伤情复杂，病理生理变化快，破坏的组织进一步激活血管活性介质及活性裂解产物，导致异常炎症反应。机体细胞免疫功能受到抑制，易感性增强，可通过污染的伤口、肠道细菌移位和侵入性导管等多个途径使感染发生率上升，导致耐药菌和真菌感染。多发伤后期感染发生率高达 10% ～ 22%。

（5）高代谢状态：创伤后高代谢是机体在遭受创伤、大手术和大出血等情况下发生的一种应激性反应。

（6）应激反应严重：由于神经 - 内分泌调节功能的失衡，机体处于高代谢、高动力循环、高血糖、负氮状态，内环境严重紊乱，导致神经、内分泌、免疫等功能紊乱，机体出现应激性损害。

（7）易发生多器官功能衰竭：创伤后大量炎症介质释放，使机体出现过度的炎症反应，诱发全身炎症反应综合征（systemic inflammatory response syndrome，SIRS）与代偿性抗炎反应综合征（compensatory anti-inflammatory response syndrome，CARS），可启动炎症反应综合征—多器官功能障碍综合征（multiple organ dysfunction syndrome，MODS）—多器官功能衰竭（multiple organ failure，MOF）这一反应链。

（8）致残率和死亡率高：由于多发伤严重影响机体的生理功能，此时机体处于全面应激状态，其多个部位创伤的相互影响很容易导致伤情迅速恶化，出现严重的病理生理功能紊乱而危及生命。多发伤的主要死亡原因是严重的颅脑外伤和胸部损伤。

（五）诊断标准

问 6：如何进行多发伤的诊断？诊断标准是什么？

凡遭受两处或以上解剖部位的组织或器官损伤，并符合下列伤情之一或以上者可诊断为多发伤。

（1）头颅伤：颅骨骨折伴有昏迷，伴昏迷的颅内血肿、脑挫伤及颌面部骨折。

（2）颈部伤：颈部外伤伴有大血管损伤、血肿、颈椎损伤。

（3）胸部伤：多发肋骨骨折，血气胸，肺挫伤，纵隔、心脏、大血管和气管破裂。

（4）腹部伤：腹内出血、腹内脏器破裂、腹膜后大血肿。

（5）泌尿生殖系统损伤：肾破裂、膀胱破裂、子宫破裂、尿道断裂、阴道破裂。

（6）复杂骨盆骨折（或伴休克）。

（7）脊椎骨折、脊椎脱位伴脊髓伤，或多发脊椎骨折。

（8）上肢肩胛骨、长骨骨折，上肢离断。

（9）下肢长管骨骨折，下肢离断。

（10）四肢广泛皮肤撕脱伤。

问7：多发伤的死亡率高吗？哪些多发伤易致死？

严重多发伤的特点是伤情变化快，各部分损伤互相影响。据报道，受伤2个、3个、4个、5个部位的死亡率分别为49%、60%、68%和71%。易致死的多发伤包括以下10个部位的创伤。

（1）颅脑创伤：颅内血肿、脑挫裂伤、颅底骨折。易出现颅内高压、脑疝、脑干功能衰竭，导致呼吸、心搏停止。

（2）颌面创伤：颌面部开放性骨折并大出血。易出现失血性休克，气道堵塞导致窒息。

（3）颈部创伤：颈部创伤并大血管损伤、创伤性血肿、颈椎骨折。易出现失血性休克、气道堵塞、高位截瘫。

（4）胸部创伤：多发性肋骨骨折、血气胸、肺挫伤、纵隔气肿、心脏大血管伤、气管损伤、膈肌破裂、连枷胸或心脏压塞。易出现呼吸功能障碍致低氧血症；心脏损伤致心肌供血供氧受限，出现乏氧代谢致pH下降，心肌收缩力下降，传导阻滞、心律失常、心功能下降，导致心力衰竭、心源性休克或心搏停止。

（5）腹部创伤：腹腔内大出血、内脏损伤。易出现肝、胆、肠破裂，腹膜炎，感染性休克，引起微循环障碍，导致多器官功能障碍综合征（MODS）；肝、脾、肾破裂致失血性休克，引起微循环障碍，导致心搏停止。

（6）骨盆部创伤：骨盆骨折并腹膜后血肿及失血性休克。

（7）泌尿系统创伤：肾脏损伤、膀胱破裂、子宫破裂、尿道断裂、阴道撕裂伤。易出现失血性休克、肾功能衰竭、感染。

（8）脊柱创伤：脊柱骨折并神经系统损伤。易出现截瘫。

（9）肢体创伤：四肢开放性骨折、四肢长骨干骨折、四肢大血管损伤。易出现失血性休克、脂肪栓塞等。

（10）软组织创伤：广泛性软组织损伤并大出血或挤压综合征。易出现失血性休克、脓毒血症、严重感染性休克及肾功能衰竭。

二、多发伤典型病例分析

（一）车祸多发伤（multiple trauma caused by traffic accident）

病例分析 1：

患者郑某，男性，60岁，湖南岳阳人。于2012年12月26日上午9点在某乡村马路急转弯处被卡车撞倒在地，肇事司机逃逸。路人发现时其神志清楚，对答切题；右胸前凹陷畸形，右大腿肿胀明显、淤血，右小腿骨外露，四肢尚温。30分钟后"120"急救车赶到现场。

查体：体温（T）37.8℃，脉搏（P）132次/分，呼吸频率（R）32次/分，血压（BP）68/35mmHg，血氧饱和度（SpO$_2$）92%。神志淡漠，但对答切题；右头面部皮肤擦伤并活动性出血；颈软，气管居中；右侧第5～7前肋内凹畸形伴有压痛；右下肺叩诊呈浊音，听诊左下肺呼吸音减低；心率快，未闻及杂音；腹部无明显压痛；右大腿可见软组织肿胀、淤血，右小腿胫腓骨外露，胫前皮肤瘀紫；上肢和左下肢活动尚可，四肢冰冷。

初步诊断：多发伤。

(1) 右股骨骨折，右胫腓骨开放性骨折，右小腿皮肤坏死，右下肢毁损伤。

(2) 胸外伤：右侧第5～7肋骨骨折，右肺挫伤，低氧血症。

(3) 右头面部皮肤擦伤。

(4) 低血容量性休克。

现场处理：先呼救找人，使患者保持呼吸道通畅，将其转移到路旁安全处（确定无脊柱损伤），拨打"120""122""110"求救，找最近的乡村医生，活动性出血处予以加压包扎止血，棉垫覆盖骨折端，并用干净木棍捆绑右下肢进行骨折外固定。

致命性的损伤：低血容量性休克，多发肋骨骨折，低氧血症。

问 8：车祸最容易造成哪些损伤？

车祸造成的损伤以颅脑外伤、胸腹联合伤、腹部损伤、失血性休克和感染为主要的严重损伤和结果，伴随骨折、皮肤外伤、肢体断离等损伤，同时还易并发应激性溃疡、应激性高血糖等内分泌问题。

受伤原理主要是强烈的外力冲击造成骨骼断裂、软组织挫伤，刃性切割造成外伤、出血、感染，剪切摩擦力造成皮肤撕脱伤，腹腔脏器因撞击而破裂。另外，发动机高温可以导致接触到的部位出现烫伤或油箱燃烧导致烧伤。

（二）刀刺伤（incised wound）

病例分析 2：

患者李某，男性，25 岁，江西赣州人。于 2013 年 5 月 18 日 23 点在歌舞厅与人起争执后被水果刀伤及全身多处，刀留于左侧胸。25 分钟后送入笔者所在医院急诊。

查体：T 37.2℃，P 45 次/分，R 34 次/分，BP 58/28mmHg，SpO$_2$ 84%。神志淡漠，语音低微，脉搏微弱，四肢冰冷，心音遥远。左手背伸肌肌腱断裂外露，第 2、3、4 掌指关节不能背伸，左上臂及右大腿肌肉部分断裂；锐器留在左侧胸，伴随心跳而动。

初步诊断：多发伤。

（1）心脏刀刺伤：急性心脏压塞。

（2）左手背伸肌肌腱断裂，左上臂及右大腿多处皮肤割伤并肌肉断裂。

（3）失血性休克。

现场处理：先呼救找人，保持呼吸道通畅，拨打"120"或送入最近的医院救治，拨打"110"求救，四肢软组织损伤处加压包扎止血，结扎近心端，勿拔出锐器。

致命性的损伤：失血性休克，心脏破裂，急性心脏压塞。

问 9：哪些部位的刀刺伤易危及生命？

刀刺伤易危及生命的部位主要在大血管（特别是心脏、颈部），伤及大血管，止血困难，易引发失血性休克而危及生命；刺伤胸腔时易导致张力性气胸，引发呼吸衰竭而危及生命。

（三）爆震伤（blast injury）

问 10：什么情况下会导致爆震伤？为什么爆震伤易致人死亡？

在密闭的空间中，爆炸引发的强烈冲击波击中人体易导致爆震伤。其特点是外轻内重（体表损伤轻而内脏损伤严重）、发展迅速（中度以上的冲击伤病情发展快），常发生多部位或多脏器损伤，故爆震伤易致人死亡。

三、多发伤的院前评估与救治
（pre-hospital evaluation and treatment of multiple trauma）

（一）院前伤情评估原则

问11：院前伤情评估需遵循什么原则？

（1）时效原则：迅速、准确地判断病情和有效处理危及生命的伤情。

（2）避免漏诊原则：评估应相对全面，减少漏诊。不遗漏重要部位的致命伤，主要是对呼吸和循环功能的判断。

（3）"救治—诊断—救治"程序：发现并解决主要问题，然后解决次要问题。

（4）抢救生命第一的原则：维持生命和维护脏器功能是院前救治的关键。

（二）院前伤情评估要点

（1）意识状况：瞳孔变化、眼球运动、神经系统反射。

（2）呼吸状况：呼吸频率、节律，＜10次/分或＞30次/分均提示创伤严重。

（3）循环状况：包括脉搏频率、节律、心音、血压，尤其应迅速判断有无心跳，不能扪及桡动脉搏动或收缩压＜90mmHg及心率＜50次/分或＞120次/分则提示创伤严重。

（4）其他脏器损伤的判断：应严密观察有无其他脏器活动性出血的可能。

（5）并存疾病：已有的疾病将增加创伤的严重程度。

（6）致伤机制评估：从受伤的过程来评估伤情。

（7）现场死亡判断：无呼吸、脉搏停止、瞳孔散大、对光反射消失。

问12：如何向"120"报警求救？

拨打"120"要说清三要素：患者所在详细地址、症状，以及呼救者姓名和联系方式。在拨打"120"时首先说明自己需要急救车，用简洁的语言向接线人员表达清楚患者所在的具体地址，如某小区、楼号、单元、楼层，若具体方位不清，如开放式小区及其他区域，应寻找周围标志性建筑如学校、市场等。然后描述自己或家属现在的病情、主要症状。最后留下呼叫者姓名和联系方式，以便急救中心尽快根据病情和地址调度救护车，以节省时间，并根据患者症状在路途中进行有效的医学指导。

（三）现场救治原则

问13：多发伤救治的原则是什么？

（1）必须第一时间寻找和解除危及生命的损伤：严重多发伤常表现为"死亡三角"——顽固性低体温、代谢性酸中毒、凝血功能障碍。必须第一时间达到的目标是：解除窒息、疏通气道、制止大出血、解除心脏压塞、封闭开放性气胸和引流张力性气胸、解除过高的颅内压。

（2）危重者优先：伤情涉及几个临床专科需紧急处理时，遵从"先救命，后治伤"的原则，以对生命构成威胁最大的学科优先处理；若危险程度相似，则相关学科分组同台处理。四肢开放性骨折需在胸、腹缝合后再进行清创固定，闭合性骨折可择期进行固定。

（3）由平时的诊断→治疗，变为抢救→诊断→治疗：伤后60分钟的处理是决定患者生命的关键时刻，也称为"黄金1小时"，所以要集中精力做抢救，尽量减少对患者的搬动。

做特殊检查的必备条件：危及生命的原因暂时得到控制，抢救工作获得一定成效，伤情相对稳定，搬动不会加剧伤情恶化，检查很有必要且可行。

（4）遵循"救命第一，保存器官和肢体第二，维护功能第三"的原则：手术处理中遇到对脏器取舍弃留的选择时，遵循"救命第一，保存器官和肢体第二，维护功能第三"的原则。

（四）现场救治过程

问14：如何进行多发伤的现场救治？

（1）清除气道异物，必要时行环甲膜穿刺、气管插管或气管切开，维持呼吸和通气。

（2）心肺复苏，液体复苏，循环支持。

（3）包扎止血：加压包扎法、指压动脉法、抬高肢体止血法、强屈关节填塞法、止血带法。

（4）对有骨折者应做临时固定，有利于减少出血，控制休克。

（5）初步处理后转到合适的医院进一步救治。

（五）多发伤的检查及检验

（1）对于不明原因失血性休克患者，需紧急行腹部创伤定点超声检查（focused abdominal sonography in trauma，FAST）和（或）CT检查，明确胸、腹、骨盆有无损伤。早期FAST诊断创伤性低血压患者的敏感度及特异度接近100%，发现游离液体的患者在条件允许的情况下可进一步行多层螺旋CT检查。

（2）颅脑损伤首选CT检查。

（3）四肢骨折及胸部损伤首选X线检查。

（4）监测基础生命体征、血常规、血糖、肝肾功能、电解质、凝血功能、血气分析、中心静脉压等。

（5）完善输血前检查、心电图、大小便检查等。

（六）多发伤的治疗原则

（1）首先建立和保证3个通道畅通（气道、输液通道和尿道），实施有效地复苏，抗休克治疗。

（2）心电监护，动脉血压监测，出入水量监测。

（3）处理活动性出血，包扎、止血及镇痛。

（4）解除气胸所致的呼吸困难。

（5）有效地抗感染治疗，必要的体腔穿刺和引流。

（6）调节免疫系统，维持水、电解质、酸碱平衡稳定，防治多脏器功能衰竭。

（7）处理伤口，完善术前准备，尽早手术。

（七）多发伤的预后

问15：多发伤的预后怎么样？

多发伤病死率高。住ICU的时间、APACHE Ⅱ评分、全身炎症反应综合征评分、MODS、休克、大量输血是多发伤预后的影响因素，积极干预可以降低病死率。

四、伤残评定与工伤鉴定
（assessment for body impairment and industrial injury identification）

（一）概述

问16：交通事故致外伤后怎样做伤残评定？

交通事故的当事人因伤致残，在治疗终结后，可向公安交通管理机构或起诉后向法院申请伤残评定（治疗终结意见不一致时，可由办案机关组织有关专业人员进行鉴定，确定其是否治疗终结）。

伤残评定前应准备以下材料：①身份证、医院的诊断证明、住院病历（复印件）；②骨折者要准备受伤初期及治疗期间的X线片、CT片；③交通队、法院或律师事务所的委托书。

伤残等级包括一至十级伤残，程度由重到轻。

评定人将检验结果、分析意见和评定结果形成书面的文书。

问17：哪些情况适用于工伤鉴定？

工伤鉴定是在申请工伤鉴定的职工被认定为工伤的基础上，在其医疗终结或医疗期满之后，由辖区的市级以上劳动能力鉴定委员会对其工伤有关事宜进行鉴定的行为。

工伤鉴定的范围：劳动能力鉴定、停工留薪期鉴定确认、护理等级鉴定、伤残辅助器具配置鉴定等。

工伤职工在医疗终结后应携带以下材料到当地社保机构申请伤残等级评定，包括医疗机构出具的伤、病、残诊断证明，如病历、出院证明、CT片、化验单、心电图等相关诊断材料及"职工伤病残劳动鉴定审批表"。

伤残等级包括一级伤残至十级伤残，程度由重到轻。

问18：伤残评定与工伤鉴定有什么区别？

参照标准不同，工伤鉴定参照的是《职工工伤与职业病致残程度鉴定标准》，主管机构是劳动部，其法律后果是可否享受工伤待遇；伤残评定参照的是《道路交通事故伤残人员评定标准》，主要解决人身损害方面的问题，其法律后果是可否获得人身损害赔偿及赔偿多少。

（二）等级划分

问 19：如何进行伤残等级划分？

将人体损伤致残程度划分为 10 个等级，从一级（人体致残率 100%）到十级（人体致残率 10%），每级致残率相差 10%。级别越高，伤残越严重。

判断依据：依据人体组织器官结构破坏、功能障碍及其对医疗、护理的依赖程度，适当考虑由于残疾引起的社会交往和心理因素影响，综合判定伤残程度等级。

问 20：如何进行工伤等级划分？

工伤等级鉴定就是劳动能力鉴定，是指劳动功能障碍程度和生活自理障碍程度的等级鉴定。劳动功能障碍分为 10 个伤残等级，最严重的为一级，最轻的为十级。生活自理障碍分为 3 个等级：生活完全不能自理、生活大部分不能自理和生活部分不能自理。劳动能力鉴定标准由国务院劳动保障行政部门会同国务院卫生行政部门等制定。

问 21：伤残评定与工伤鉴定是等级越高致残越严重，还是越低越严重？

伤残评定与工伤鉴定时等级越低越严重，一级或 I 级伤残最严重，十级或 X 级伤残最轻。

问 22：如果对伤残评定与工伤鉴定的结果不服怎么办？

对伤残评定与工伤鉴定评定的伤残等级结论不服时，正确的做法是通过由下而上的复查程序，以保障鉴定工作的公正合理，即如果职工对市劳动鉴定委员会做出的伤残鉴定结论不服，可以向省级劳动委员会申请进行再次鉴定，省级劳动鉴定委员会做出的鉴定结论为最终结论。另外，在伤残鉴定结论做出之日起 1 年后，如果感觉伤残情况有变化，可以重新向当地市劳动鉴定委员会申请复查鉴定，并按照新确定的伤残等级享受有关工伤保险待遇。

附录一
伤残程度分级

1. 一级

（1）颅脑、脊髓及周围神经损伤：①持续性植物生存状态；②精神障碍或者极重度智能减退，日常生活完全不能自理；③四肢瘫（肌力3级以下）或者三肢瘫（肌力2级以下）；④截瘫（肌力2级以下）伴重度排便功能障碍与重度排尿功能障碍。

（2）颈部及胸部损伤：①心功能不全，心功能Ⅳ级；②严重器质性心律失常，心功能Ⅲ级；③心脏移植术后，心功能Ⅲ级；④心肺联合移植术后；⑤肺移植术后呼吸困难（极重度）。

（3）腹部损伤：①原位肝移植术后肝衰竭晚期；②双肾切除术后或者孤肾切除术后，需透析治疗维持生命；③肾移植术后肾衰竭。

（4）脊柱、骨盆及四肢损伤：①三肢缺失（上肢肘关节以上，下肢膝关节以上）；②二肢缺失（上肢肘关节以上，下肢膝关节以上），第三肢各大关节功能丧失均达75%；③二肢缺失（上肢肘关节以上，下肢膝关节以上），第三肢任二大关节均强直固定或者功能丧失均达90%。

2. 二级

（1）颅脑、脊髓及周围神经损伤：①精神障碍或者重度智能减退，日常生活随时需有人帮助；②三肢瘫（肌力3级以下）；③偏瘫（肌力2级以下）；④截瘫（肌力2级以下）；⑤非肢体瘫运动障碍（重度）。

（2）头面部损伤：①容貌毁损（重度）；②上颌骨或者下颌骨完全缺损；③双眼球缺失或者萎缩；④双眼盲目5级；⑤双侧眼睑严重畸形（或者上眼睑重度下垂，遮盖全部瞳孔），伴双眼盲目3级以上。

（3）颈部及胸部损伤：①呼吸困难（极重度）；②心脏移植术后；③肺移植

术后。

（4）腹部损伤：①肝衰竭晚期；②肾衰竭；③小肠大部分切除术后，消化吸收功能丧失，完全依赖肠外营养。

（5）脊柱、骨盆及四肢损伤：①双上肢肘关节以上缺失，或者一上肢肘关节以上缺失伴一下肢膝关节以上缺失；②一肢缺失（上肢肘关节以上，下肢膝关节以上），其余任二肢体各有两大关节功能丧失均达75%；③双上肢各大关节均强直固定或者功能丧失均达90%。

（6）体表及其他损伤：①皮肤瘢痕形成达体表面积90%；②重型再生障碍性贫血。

3. 三级

（1）颅脑、脊髓及周围神经损伤：①精神障碍或者重度智能减退，不能完全独立生活，需经常有人监护；②完全感觉性失语或者混合性失语；③截瘫（肌力3级以下）伴排便或者排尿功能障碍；④双手全肌瘫（肌力2级以下），伴双腕关节功能丧失均达75%；⑤重度排便功能障碍伴重度排尿功能障碍。

（2）头面部损伤：①一眼球缺失、萎缩或者盲目5级，另一眼盲目3级；②双眼盲目4级；③双眼视野接近完全缺损，视野有效值≤4%（直径≤5°）；④吞咽功能障碍，完全依赖胃管进食。

（3）颈部及胸部损伤：①食管闭锁或者切除术后，摄食依赖胃造口或者空肠造口；②心功能不全，心功能Ⅲ级。

（4）腹部损伤：①全胰缺失；②一侧肾切除术后，另一侧肾功能重度下降；③小肠大部分切除术后，消化吸收功能严重障碍，大部分依赖肠外营养。

（5）盆部及会阴部损伤：①未成年人双侧卵巢缺失或者萎缩，完全丧失功能；②未成年人双侧睾丸缺失或者萎缩，完全丧失功能；③阴茎接近完全缺失（残留长度≤1.0cm）。

（6）脊柱、骨盆及四肢损伤：①二肢缺失（上肢腕关节以上，下肢膝关节以上）；②一肢缺失（上肢腕关节以上，下肢膝关节以上），另一肢各大关节均强直固定或者功能丧失均达90%；③双上肢各大关节功能丧失均达75%；双下肢各大关节均强直固定或者功能丧失均达90%；一上肢与一下肢各大关节均强直固定或者功能丧失均达90%。

4. 四级

（1）颅脑、脊髓及周围神经损伤：①精神障碍或者中度智能减退，日常生活能力严重受限，或者需要帮助；②外伤性癫痫（重度）；③偏瘫（肌力3级以下）；④截瘫（肌力3级以下）；⑤阴茎器质性勃起障碍（重度）。

（2）头面部损伤：①符合容貌毁损（重度）标准之三项者；②上颌骨或者下颌骨缺损达1/2；③一眼球缺失、萎缩或者盲目5级，另一眼重度视力损害；④双眼盲目3级；⑤双眼视野极度缺损，视野有效值≤8%（直径≤10°）；⑥双耳听力障碍≥91dB HL。

（3）颈部及胸部损伤：①严重器质性心律失常，心功能Ⅱ级；②一侧全肺切除术后；③呼吸困难（重度）。

（4）腹部损伤：①肝切除2/3以上；②肝衰竭中期；③胰腺大部分切除，胰岛素依赖；④肾功能重度下降；⑤双侧肾上腺缺失；⑥永久性回肠造口。

（5）盆部及会阴部损伤：膀胱完全缺失或者切除术后，行永久性输尿管腹壁造瘘或者肠代膀胱并永久性造口。

（6）脊柱、骨盆及四肢损伤：①一上肢腕关节以上缺失伴一下肢踝关节以上缺失，或者双下肢踝关节以上缺失；②双下肢各大关节功能丧失均达75%；一上肢与一下肢各大关节功能丧失均达75%；③手功能丧失分值达150分。

（7）体表及其他损伤：①皮肤瘢痕形成达体表面积70%；②放射性皮肤癌。

5. 五级

（1）颅脑、脊髓及周围神经损伤：①精神障碍或者中度智能减退，日常生活能力明显受限，需要指导；②完全运动性失语；③完全性失用、失写、失读或者失认等；④双侧完全性面瘫；⑤四肢瘫（肌力4级以下）；⑥单肢瘫（肌力2级以下）；⑦非肢体瘫运动障碍（中度）；⑧双手大部分肌瘫（肌力2级以下）；⑨双足全肌瘫（肌力2级以下）；⑩排便伴排尿功能障碍，其中一项达重度。

（2）头面部损伤：①符合容貌毁损（重度）标准之二项者；②一眼球缺失、萎缩或者盲目5级，另一眼中度视力损害；③双眼重度视力损害；④双眼视野重度缺损，视野有效值≤16%（直径≤20°）；⑤一侧眼睑严重畸形（或者上眼睑重度下垂，遮盖全部瞳孔），伴另一眼盲目3级以上；⑥双耳听力障碍≥81dB HL；⑦一耳听力障碍≥91dB HL，另一耳听力障碍≥61dB HL；⑧舌根大部分缺损；⑨咽或者咽后区损伤遗留吞咽功能障碍，只能吞咽流质食物。

（3）颈部及胸部损伤：①未成年人甲状腺损伤致功能减退，药物依赖；②甲状旁腺功能损害（重度）；③食管狭窄，仅能进流质食物；④食管损伤，肠代食管术后。

（4）腹部损伤：①胰头合并十二指肠切除术后；②一侧肾切除术后，另一侧肾功能中度下降；③肾移植术后，肾功能基本正常；④肾上腺皮质功能明显减退；⑤全胃切除术后；⑥小肠部分切除术后，消化吸收功能障碍，部分依赖肠外营养；⑦全结肠缺失。

（5）盆部及会阴部损伤：①永久性输尿管腹壁造口；②尿瘘难以修复；③直肠阴道瘘难以修复；④阴道严重狭窄（仅可容纳一中指）；⑤双侧睾丸缺失或者完全萎缩，丧失生殖功能；⑥阴茎大部分缺失（残留长度≤3.0cm）。

（6）脊柱、骨盆及四肢损伤：①一上肢肘关节以上缺失；②一肢缺失（上肢腕关节以上，下肢膝关节以上），另一肢各大关节功能丧失均达50%或者其余肢体任二大关节功能丧失均达75%；③手功能丧失分值≥120分。

6. 六级

（1）颅脑、脊髓及周围神经损伤：①精神障碍或者中度智能减退，日常生活能力部分受限，但能部分代偿，部分日常生活需要帮助；②外伤性癫痫（中度）；③尿崩症（重度）；④一侧完全性面瘫；⑤三肢瘫（肌力4级以下）；⑥截瘫（肌力4级以下）伴排便或者排尿功能障碍；⑦双手部分肌瘫（肌力3级以下）；⑧一手全肌瘫（肌力2级以下），伴相应腕关节功能丧失75%以上；⑨双足全肌瘫（肌力3级以下）；⑩阴茎器质性勃起障碍（中度）。

（2）头面部损伤：①符合容貌毁损（中度）标准之四项者；②面部中心区条状瘢痕形成（宽度达0.3cm），累计长度达20.0cm；③面部片状细小瘢痕形成或者色素显著异常，累计达面部面积的80%；④双侧眼睑严重畸形；⑤一眼球缺失、萎缩或者盲目5级，另一眼视力≤0.5；⑥一眼重度视力损害，另一眼中度视力损害；⑦双眼视野中度缺损，视野有效值≤48%（直径≤60°）；⑧双侧前庭平衡功能丧失，睁眼行走困难，不能并足站立；⑨唇缺损或者畸形，累计相当于上唇2/3以上。

（3）颈部及胸部损伤：①双侧喉返神经损伤，影响功能；②一侧胸廓成形术后，切除6根以上肋骨；③女性双侧乳房完全缺失；④心脏瓣膜置换术后，心功能不全；⑤心功能不全，心功能Ⅱ级；⑥器质性心律失常安装永久性起搏器后；⑦严重器质性心律失常；⑧两肺叶切除术后。

（4）腹部损伤：①肝切除1/2以上；②肝衰竭早期；③胰腺部分切除术后伴功能障碍，需药物治疗；④肾功能中度下降；⑤小肠部分切除术后，影响消化吸收功能，完全依赖肠内营养。

（5）盆部及会阴部损伤：①双侧卵巢缺失或者萎缩，完全丧失功能；②未成年人双侧卵巢萎缩，部分丧失功能；③未成年人双侧睾丸萎缩，部分丧失功能；④会阴部瘢痕挛缩伴阴道狭窄；⑤睾丸或者附睾损伤，生殖功能重度损害；⑥双侧输精管损伤难以修复；⑦阴茎严重畸形，不能实施性交行为。

（6）脊柱、骨盆及四肢损伤：①脊柱骨折后遗留30°以上侧弯或者后凸畸形；②一肢缺失（上肢腕关节以上，下肢膝关节以上）；③双足跖跗关节以上缺失；④手或者足功能丧失分值≥90分。

（7）体表及其他损伤：①皮肤瘢痕形成达体表面积50%；②非重型再生障碍性贫血。

7. 七级

（1）颅脑、脊髓及周围神经损伤：①精神障碍或者轻度智能减退，日常生活有关的活动能力极重度受限；②不完全感觉性失语；③双侧大部分面瘫；④偏瘫（肌力4级以下）；⑤截瘫（肌力4级以下）；⑥单肢瘫（肌力3级以下）；⑦一手大部分肌瘫（肌力2级以下）；⑧一足全肌瘫（肌力2级以下）；⑨重度排便功能障碍或者重度排尿功能障碍。

（2）头面部损伤：①面部中心区条状瘢痕形成（宽度达0.3cm），累计长度达15.0cm；②面部片状细小瘢痕形成或者色素显著异常，累计达面部面积的50%；③双侧上眼睑重度下垂，遮盖全部瞳孔；④一眼球缺失或者萎缩；⑤双眼中度视力损害；⑥一眼盲目3级，另一眼视力≤0.5；⑦双眼偏盲；⑧一侧眼睑严重畸形（或者上眼睑重度下垂，遮盖全部瞳孔）合并该眼盲目3级以上；⑨一耳听力障碍≥81dB HL，另一耳听力障碍≥61dB HL；⑩咽或者咽后区损伤遗留吞咽功能障碍，只能吞咽半流质食物；⑪上颌骨或者下颌骨缺损达1/4；⑫上颌骨或者下颌骨部分缺损伴牙齿缺失14枚以上；⑬颌面部软组织缺损，伴发涎漏。

（3）颈部及胸部损伤：①甲状腺功能损害（重度）；②甲状旁腺功能损害（中度）；③食管狭窄，仅能进半流质食物；食管重建术后并发反流性食管炎；④颏颈粘连（中度）；⑤女性双侧乳房大部分缺失或者严重畸形；⑥未成年或者育龄女性双侧乳头完全缺失；⑦胸廓畸形，胸式呼吸受限；⑧一肺叶切除，并肺段或者肺组织楔形切除术后。

（4）腹部损伤：①肝切除 1/3 以上；②一侧肾切除术后；③胆道损伤胆肠吻合术后，反复发作逆行性胆道感染；④未成年人脾切除术后；⑤小肠部分（包括回盲部）切除术后；⑥永久性结肠造口；⑦肠瘘长期不愈（1 年以上）。

（5）盆部及会阴部损伤：①永久性膀胱造口；②膀胱部分切除术后合并轻度排尿功能障碍；③原位肠代膀胱术后；④子宫大部分切除术后；⑤睾丸损伤，血睾酮降低，需药物替代治疗；⑥未成年人一侧睾丸缺失或者严重萎缩；⑦阴茎畸形，难以实施性交行为；⑧尿道狭窄（重度）或者成形术后；⑨肛管或者直肠损伤，排便功能重度障碍或者肛门失禁（重度）；⑩会阴部瘢痕挛缩致肛门闭锁，结肠造口术后。

（6）脊柱、骨盆及四肢损伤：①双下肢长度相差 8.0cm 以上；②一下肢踝关节以上缺失；③四肢任一大关节（踝关节除外）强直固定于非功能位；④四肢任二大关节（踝关节除外）功能丧失均达 75%；⑤一手除拇指外，余四指完全缺失；⑥双足足弓结构完全破坏；⑦手或者足功能丧失分值 ≥ 60 分。

8. 八级

（1）颅脑、脊髓及周围神经损伤：①精神障碍或者轻度智能减退，日常生活有关的活动能力重度受限；②不完全运动性失语；不完全性失用、失写、失读或者失认；③尿崩症（中度）；④一侧大部分面瘫，遗留眼睑闭合不全和口角歪斜；⑤单肢瘫（肌力 4 级以下）；⑥非肢体瘫运动障碍（轻度）；⑦一手大部分肌瘫（肌力 3 级以下）；⑧一足全肌瘫（肌力 3 级以下）；⑨阴茎器质性勃起障碍（轻度）。

（2）头面部损伤：①容貌毁损（中度）；②符合容貌毁损（重度）标准之一项者；③头皮完全缺损，难以修复；④面部条状瘢痕形成，累计长度达 30.0cm；面部中心区条状瘢痕形成（宽度达 0.2cm），累计长度达 15.0cm；⑤面部块状增生性瘢痕形成，累计面积达 15.0cm^2；面部中心区块状增生性瘢痕形成，单块面积达 7.0cm^2 或者多块累计面积达 9.0cm^2；⑥面部片状细小瘢痕形成或者色素异常，累计面积达 100.0cm^2；⑦一眼盲目 4 级；⑧一眼视野接近完全缺损，视野有效值 ≤ 4%（直径 ≤ 5°）；⑨双眼外伤性青光眼，经手术治疗；⑩一侧眼睑严重畸形（或者上眼睑重度下垂，遮盖全部瞳孔）合并该眼重度视力损害；⑪一耳听力障碍≥91dB HL；⑫双耳听力障碍≥61dB HL；⑬双侧鼻翼大部分缺损，或者鼻尖大部分缺损合并一侧鼻翼大部分缺损；⑭舌体缺损达舌系带；⑮唇缺损或者畸形，累计相当于上唇1/2以上；⑯脑脊液漏经手术治疗后持续不愈；⑰张口受限Ⅲ度；⑱发声功能或者构音功能障碍（重度）；⑲咽成形术后咽下运动异常。

（3）颈部及胸部损伤：①甲状腺功能损害（中度）；②颈总动脉或者颈内动脉严重狭窄支架置入或者血管移植术后；③食管部分切除术后，并后遗胸腔胃；④女性一侧乳房完全缺失；女性双侧乳房缺失或者毁损，累计范围相当于一侧乳房3/4以上；⑤女性双侧乳头完全缺失；⑥肋骨骨折12根以上并后遗6处畸形愈合；⑦心脏或者大血管修补术后；⑧一肺叶切除术后；⑨胸廓成形术后，影响呼吸功能；⑩呼吸困难（中度）。

（4）腹部损伤：①腹壁缺损≥腹壁的1/4；②成年人脾切除术后；③胰腺部分切除术后；④胃大部分切除术后；⑤肠部分切除术后，影响消化吸收功能；⑥胆道损伤，胆肠吻合术后；⑦损伤致肾性高血压；⑧肾功能轻度下降；⑨一侧肾上腺缺失；⑩肾上腺皮质功能轻度减退。

（5）盆部及会阴部损伤：①输尿管损伤行代替术或者改道术后；②膀胱大部分切除术后；③一侧输卵管和卵巢缺失；④阴道狭窄；⑤一侧睾丸缺失；⑥睾丸或者附睾损伤，生殖功能轻度损害；⑦阴茎冠状沟以上缺失；⑧阴茎皮肤瘢痕形成，严重影响性交行为。

（6）脊柱、骨盆及四肢损伤：①两个椎体压缩性骨折（压缩程度均达1/3）；②三个以上椎体骨折，经手术治疗后；③女性骨盆骨折致骨产道变形，不能自然分娩；④股骨头缺血性坏死，难以行关节假体置换术；⑤四肢长骨开放性骨折并发慢性骨髓炎、大块死骨形成，长期不愈（1年以上）；⑥双上肢长度相差8.0cm以上；⑦双下肢长度相差6.0cm以上；⑧四肢任一大关节（踝关节除外）功能丧失75%以上；⑨一踝关节强直固定于非功能位；⑩一肢体各大关节功能丧失均达50%；⑪一手拇指缺失达近节指骨1/2以上并相应掌指关节强直固定；⑫一足足弓结构完全破坏，另一足足弓结构部分破坏；⑬手或者足功能丧失分值≥40分。

（7）体表及其他损伤：皮肤瘢痕形成达体表面积30%。

9. 九级

（1）颅脑、脊髓及周围神经损伤：①精神障碍或者轻度智能减退，日常生活有关的活动能力中度受限；②外伤性癫痫（轻度）；③脑叶部分切除术后；④一侧部分面瘫，遗留眼睑闭合不全或者口角歪斜；⑤一手部分肌瘫（肌力3级以下）；⑥一足大部分肌瘫（肌力3级以下）；⑦四肢重要神经损伤（上肢肘关节以上，下肢膝关节以上），遗留相应肌群肌力3级以下；⑧严重影响阴茎勃起功能；⑨轻度排便或者排尿功能障碍。

（2）头面部损伤：①头皮瘢痕形成或者无毛发，达头皮面积50%；②颅骨缺损25.0cm²以上，不宜或者无法手术修补；③容貌毁损（轻度）；④面部条状瘢痕形成，累计长度达20.0cm；面部条状瘢痕形成（宽度达0.2cm），累计长度达10.0cm，其中至少5.0cm以上位于面部中心区；⑤面部块状瘢痕形成，单块面积达7.0cm²，或者多块累计面积达9.0cm²；⑥面部片状细小瘢痕形成或者色素异常，累计面积达30.0cm²；⑦一侧眼睑严重畸形；一侧上眼睑重度下垂，遮盖全部瞳孔；双侧眼睑轻度畸形；双侧上眼睑下垂，遮盖部分瞳孔；⑧双眼泪器损伤均后遗溢泪；⑨双眼角膜斑翳或者血管翳，累及瞳孔区；双眼角膜移植术后；⑩双眼外伤性白内障；儿童人工晶体植入术后；⑪一眼盲目3级；⑫一眼重度视力损害，另一眼视力≤0.5；⑬一眼视野极度缺损，视野有效值≤8%（直径≤10°）；⑭双眼象限性视野缺损；⑮一侧眼睑轻度畸形（或者上眼睑下垂，遮盖部分瞳孔）合并该眼中度视力损害；⑯一眼眶骨折后遗眼球内陷5mm以上；⑰耳郭缺损或者畸形，累计相当于一侧耳郭；⑱一耳听力障碍≥81dB HL；⑲一耳听力障碍≥61dB HL，另一耳听力障碍≥41dB HL；⑳一侧鼻翼或者鼻尖大部分缺损或者严重畸形；㉑唇缺损或者畸形，露齿3枚以上（其中1枚露齿达1/2）；㉒颌骨骨折，经牵引或者固定治疗后遗留功能障碍；㉓上颌骨或者下颌骨部分缺损伴牙齿缺失或者折断7枚以上；㉔张口受限Ⅱ度；㉕发声功能或者构音功能障碍（轻度）。

（3）颈部及胸部损伤：①颈前三角区瘢痕形成，累计面积达50.0cm²；②甲状腺功能损害（轻度）；③甲状旁腺功能损害（轻度）；④气管或者支气管成形术后；⑤食管吻合术后；⑥食管腔内支架置入术后；⑦食管损伤，影响吞咽功能；⑧女性双侧乳房缺失或者毁损，累计范围相当于一侧乳房1/2以上；⑨女性一侧乳房大部分缺失或者严重畸形；⑩女性一侧乳头完全缺失或者双侧乳头部分缺失（或者畸形）；⑪肋骨骨折12根以上，或者肋骨部分缺失4根以上；肋骨骨折

8根以上并后遗4处畸形愈合；⑫心功能不全，心功能Ⅰ级；⑬冠状动脉移植术后；⑭心脏室壁瘤；⑮心脏异物存留或者取出术后；⑯缩窄性心包炎；⑰胸导管损伤；⑱肺段或者肺组织楔形切除术后；⑲肺异物存留或者取出术后。

（4）腹部损伤：①肝部分切除术后；②脾部分切除术后；③外伤性胰腺假性囊肿术后；④一侧肾部分切除术后；⑤胃部分切除术后；⑥肠部分切除术后；⑦胆道损伤胆管外引流术后；⑧胆囊切除术后；⑨肠梗阻反复发作；⑩膈肌修补术后遗留功能障碍（如膈肌麻痹或者膈疝）。

（5）盆部及会阴部损伤：①膀胱部分切除术后；②输尿管狭窄成形术后；③输尿管狭窄行腔内扩张术或者腔内支架置入术后；④一侧卵巢缺失或者丧失功能；⑤一侧输卵管缺失或者丧失功能；⑥子宫部分切除术后；⑦一侧附睾缺失；⑧一侧输精管损伤难以修复；⑨尿道狭窄（轻度）；⑩肛管或者直肠损伤，排便功能轻度障碍或者肛门失禁（轻度）。

（6）脊柱、骨盆及四肢损伤：①一个椎体粉碎性骨折，椎管内骨性占位；②一个椎体并相应附件骨折，经手术治疗后；两个椎体压缩性骨折；③骨盆两处以上骨折或者粉碎性骨折，严重畸形愈合；④青少年四肢长骨骨骺粉碎性或者压缩性骨折；⑤四肢任一大关节行关节假体置换术后；⑥双上肢前臂旋转功能丧失均达75%；⑦双上肢长度相差6.0cm以上；⑧双下肢长度相差4.0cm以上；⑨四肢任一大关节(踝关节除外)功能丧失50%以上；⑩一踝关节功能丧失75%以上；⑪一肢体各大关节功能丧失均达25%；⑫双足踇趾功能丧失均达75%；一足5趾功能均完全丧失；⑬双足跟骨粉碎性骨折畸形愈合；⑭双足足弓结构部分破坏；一足足弓结构完全破坏；⑮手或者足功能丧失分值≥25分。

（7）体表及其他损伤：皮肤瘢痕形成达体表面积10%。

10. 十级

（1）颅脑、脊髓及周围神经损伤：①精神障碍或者轻度智能减退，日常生活有关的活动能力轻度受限；②颅脑损伤后遗脑软化灶形成，伴有神经系统症状或者体征；③一侧部分面瘫；④嗅觉功能完全丧失；⑤尿崩症（轻度）；⑥四肢重要神经损伤，遗留相应肌群肌力4级以下；⑦影响阴茎勃起功能；⑧开颅术后。

（2）头面部损伤：①面颅骨部分缺损或者畸形，影响面容；②头皮瘢痕形成或者无毛发，面积达40.0cm²；③面部条状瘢痕形成（宽度达0.2cm），累计长度达6.0cm，其中至少3.0cm位于面部中心区；④面部条状瘢痕形成，累计长度达 10.0cm；⑤面部块状瘢痕形成，单块面积达 3.0cm^2，或者多块累计面积达 5.0cm^2；⑥面部片状细小瘢痕形成或者色素异常，累计面积达 10.0cm^2；⑦一侧上眼睑下垂，遮盖部分瞳孔；一侧眼睑轻度畸形；一侧睑球粘连影响眼球运动；⑧一眼泪器损伤后遗溢泪；⑨一眼眶骨折后遗眼球内陷 2mm 以上；⑩复视或者斜视；⑪一眼角膜斑翳或者血管翳，累及瞳孔区；一眼角膜移植术后；⑫一眼外伤性青光眼，经手术治疗；一眼外伤性低眼压；⑬一眼外伤后无虹膜；⑭一眼外伤性白内障；一眼无晶体或者人工晶体植入术后；⑮一眼中度视力损害；⑯双眼视力≤0.5；⑰一眼视野中度缺损，视野有效值≤48%（直径≤60°）；⑱一耳听力障碍≥61dB HL；⑲双耳听力障碍≥41dB HL；⑳一侧前庭平衡功能丧失，伴听力减退；㉑耳郭缺损或者畸形，累计相当于一侧耳郭的 30%；㉒鼻尖或者鼻翼部分缺损深达软骨；㉓唇外翻或者小口畸形；㉔唇缺损或者畸形，致露齿；㉕舌部分缺损；㉖牙齿缺失或者折断 7 枚以上；牙槽骨部分缺损，合并牙齿缺失或者折断 4 枚以上；㉗张口受限Ⅰ度；㉘咽或者咽后区损伤影响吞咽功能。

（3）颈部及胸部损伤：①颏颈粘连畸形松解术后；②颈前三角区瘢痕形成，累计面积达 25.0cm^2；③一侧喉返神经损伤，影响功能；④器质性声音嘶哑；⑤食管修补术后；⑥女性一侧乳房部分缺失或者畸形；⑦肋骨骨折 6 根以上，或者肋骨部分缺失 2 根以上；肋骨骨折 4 根以上并后遗 2 处畸形愈合；⑧肺修补术后；⑨呼吸困难（轻度）。

（4）腹部损伤：①腹壁疝，难以手术修补；②肝、脾或者胰腺修补术后；③胃、肠或者胆道修补术后；④膈肌修补术后。

（5）盆部及会阴部损伤：①肾、输尿管或者膀胱修补术后；②子宫或者卵巢修补术后；③外阴或者阴道修补术后；④睾丸破裂修补术后；⑤一侧输精管破裂修复术后；⑥尿道修补术后；⑦会阴部瘢痕挛缩，肛管狭窄；⑧阴茎头部分缺失。

（6）脊柱、骨盆及四肢损伤：①枢椎齿状突骨折，影响功能；②一个椎体压缩性骨折（压缩程度达 1/3 或者粉碎性骨折；一个椎体骨折经手术治疗后；③四处以上横突、棘突或者椎弓根骨折，影响功能；④骨盆两处以上骨折或者粉碎性骨折，畸形愈合；⑤一侧髌骨切除；⑥一侧膝关节交叉韧带、半月板伴侧副韧带撕裂伤经手术治疗后，影响功能；⑦青少年四肢长骨骨折累及骨骺；⑧一上肢前臂旋转功能丧失 75% 以上；⑨双上肢长度相差 4.0cm 以上；⑩双下肢长度相差 2.0cm 以上；⑪四肢任一大关节（踝关节除外）功能丧失 25% 以上；⑫一踝关节功能丧失 50% 以上；⑬下肢任一大关节骨折后遗创伤性关节炎；⑭肢体重要血管循环障碍，影响功能；⑮一手小指完全缺失并第 5 掌骨部分缺损；⑯一足踇趾功能丧失 75% 以上；一足 5 趾功能丧失均达 50%；双足踇趾功能丧失均达 50%；双足除踇趾外任何 4 趾功能均完全丧失；⑰一足跟骨粉碎性骨折畸形愈合；⑱一足足弓结构部分破坏；⑲手或者足功能丧失分值 ≥ 10 分。

（7）体表及其他损伤：①手部皮肤瘢痕形成或者植皮术后，范围达一手掌面积 50%；②皮肤瘢痕形成达体表面积 4%；③皮肤创面长期不愈超过 1 年，范围达体表面积 1%。

附则

遇有本标准致残程度分级系列中未列入的致残情形，可根据残疾的实际情况，依据本标准附录的规定，并比照最相似等级的条款，确定其致残程度等级。

（1）同一部位和同一性质的残疾，不应采用本标准条款两条以上或者同一条款两次以上进行鉴定。

（2）本标准中四肢大关节是指肩、肘、腕、髋、膝、踝六大关节。

（3）本标准中牙齿折断是指冠折 1/2 以上，或者牙齿部分缺失致牙髓腔暴露。

（4）移植、再植或者再造成活组织器官的损伤应根据实际后遗功能障碍程度参照相应分级条款进行致残程度等级鉴定。

（5）永久性植入式假体（如颅骨修补材料、种植牙、人工支架等）损坏引起的功能障碍可参照相应分级条款进行致残程度等级鉴定。

（6）本标准中四肢重要神经是指臂丛及其分支（包括正中神经、尺神经、桡神经和肌皮神经等）和腰骶丛及其分支（包括坐骨神经、腓总神经和胫神经等）。

（7）本标准中四肢重要血管是指与四肢重要神经伴行的同名动、静脉。

（8）精神分裂症或者心境障碍等内源性疾病不是外界致伤因素直接作用所致，不宜作为致残程度等级鉴定的依据，但应对外界致伤因素与疾病之间的因果关系进行说明。

（9）本标准所指未成年人是指年龄未满 18 周岁者。

（10）本标准中涉及面部瘢痕致残程度需测量长度或者面积的数值时，0～6 周岁者按标准规定值 50% 计，7～14 周岁者按 80% 计。

（11）本标准中凡涉及数量、部位规定时，注明"以上""以下"者，均包含本数（有特别说明的除外）。

附录二
职工工伤与职业病致残等级

1. 一级

（1）定级原则：器官缺失或者功能完全丧失，其他器官不能代偿，存在特殊医疗依赖，或者完全或者大部分或者部分生活自理障碍。

（2）一级条款系列：凡符合（1）或者下列条款之一者均为工伤一级。①极重度智能损伤；②四肢瘫肌力≤3级或者三肢瘫肌力≤2级；③重度非肢体瘫运动障碍；④面部重度毁容，同时伴有二级伤残之一者；⑤全身重度瘢痕形成，占体表面积≥90%，伴有脊柱及四肢大关节活动功能基本丧失；⑥双肘关节以上缺失或者功能完全丧失；⑦双下肢膝上缺失及一上肢肘上缺失；⑧双下肢及一上肢瘢痕畸形，功能完全丧失；⑨双眼无光感或者仅有光感但光定位不准者；⑩肺功能重度损伤和呼吸困难Ⅳ级，需终生依赖机械通气；⑪双肺或者心肺联合移植术；⑫小肠切除≥90%；⑬肝切除后原位肝移植；⑭胆道损伤原位肝移植；⑮全胰切除；⑯双侧肾切除或者孤肾切除术后，用透析维持或者同种肾移植术后肾功能不全尿毒症期；⑰尘肺三期伴肺功能重度损伤和（或）重度低氧血症[PO_2＜5.3kPa（40mmHg）]；⑱其他职业性肺部疾患，伴肺功能重度损伤和（或）重度低氧血症（PO_2＜5.3kPa）；⑲放射性肺炎后，两叶以上肺纤维化伴重度低氧血症（PO_2＜5.3 kPa）；⑳职业性肺癌伴肺功能重度损伤；㉑职业性肝血管肉瘤，重度肝功能损害；㉒肝硬化伴食管静脉破裂出血，肝功能重度损害；㉓肾功能不全尿毒症期，内生肌酐清除率持续＜10ml/min，或者血浆肌酐水平持续＞707μmol/L（8mg/dL）。

2. 二级

（1）定级原则：器官严重缺损或者畸形，有严重功能障碍或者并发症，存在特殊医疗依赖，或者大部分或者部分生活自理障碍。

（2）二级条款系列：凡符合（1）或者下列条款之一者均为工伤二级。①重度智能损伤；②三肢瘫肌力3级；③偏瘫肌力≤2级；④截瘫肌力≤2级；⑤双手全肌瘫肌力≤2级；⑥完全感觉性或者混合性失语；⑦全身重度瘢痕形成，占体表面积≥80%，伴有四肢大关节中3个以上活动功能受限；⑧全面部瘢痕或者植皮伴有重度毁容；⑨双侧前臂缺失或者双手功能完全丧失；⑩双下肢瘢痕畸形，功能完全丧失；⑪双膝以上缺失；⑫双膝、双踝关节功能完全丧失；⑬同侧上、下肢缺失或者功能完全丧失；⑭四肢大关节（肩、髋、膝、肘）中4个及以上关节功能完全丧失者；⑮一眼有或无光感，另一眼矫正视力≤0.02，或者视野≤8%（或者半径≤5°）；⑯无吞咽功能，完全依赖胃管进食；⑰双侧上颌骨或者双侧下颌骨完全缺损；⑱一侧上颌骨及对侧下颌骨完全缺损，并伴有颜面部软组织损伤＞30cm²；⑲一侧全肺切除并胸廓成形术，呼吸困难Ⅲ级；⑳心功能不全，Ⅲ级；㉑食管闭锁或者损伤后无法行食管重建术，依赖胃造瘘或者空肠造瘘进食；㉒小肠切除3/4，合并短肠综合征；㉓肝切除3/4，合并肝功能重度损害；㉔肝外伤后发生门脉高压三联症或Budd-Chiari综合征；㉕胆道损伤致肝功能重度损害；㉖胰次全切除，胰腺移植术后；㉗孤肾部分切除后，肾功能不全失代偿期；㉘肺功能重度损伤和（或）重度低氧血症；㉙尘肺三期伴肺功能中度损伤和（或）中度低氧血症；㉚尘肺二期伴肺功能重度损伤和（或）重度低氧血症（PO_2＜5.3kPa）；㉛尘肺三期伴活动性肺结核；㉜职业性肺癌或者胸膜间皮瘤；㉝职业性急性白血病；㉞急性重型再生障碍性贫血；㉟慢性重度中毒性肝病；㊱肝血管肉瘤；㊲肾功能不全尿毒症期，内生肌酐清除率持续＜10mL/min，或者血浆肌酐水平持续＞450μmol/L（5mg/dL）；㊳职业性膀胱癌；㊴放射性肿瘤。

3. 三级

（1）定级原则：器官严重缺损或者畸形，有严重功能障碍或者并发症，存在特殊医疗依赖，或者部分生活自理障碍。

（2）三级条款系列：凡符合（1）或者下列条款之一者均为工伤三级。①精神病性症状，经系统治疗1年后仍表现为危险或者冲动行为者；②精神病性症状，经系统治疗1年后仍缺乏生活自理能力者；③偏瘫肌力3级；④截瘫肌力3级；⑤双足全肌瘫肌力≤2级；⑥中度非肢体瘫运动障碍；⑦具有完全性失用、失写、失读、失认等两项及以上者；⑧全身重度瘢痕形成，占体表面积≥70%，伴有四肢大关节中 2 个以上活动功能受限；⑨面部瘢痕或者植皮≥2/3 并有中度毁容；⑩一手缺失，另一手拇指缺失；⑪双手拇指、食指缺失或者功能完全丧失；⑫一手功能完全丧失，另一手拇指功能完全丧失；⑬双髋、双膝关节中有一个关节缺失或者功能完全丧失及另一关节重度功能障碍；⑭双膝以下缺失或者功能完全丧失；⑮一侧髋、膝关节畸形，功能完全丧失；⑯非同侧腕上、踝上缺失；⑰非同侧上、下肢瘢痕畸形，功能完全丧失；⑱一眼有或无光感，另一眼矫正视力≤0.05 或者视野≤16%（半径≤10°）；⑲双眼矫正视力＜0.05 或者视野≤16%（半径≤10°）；⑳一侧眼球摘除或者眼内容物剜出，另一眼矫正视力＜0.1 或者视野≤24%（或者半径≤15°）；㉑呼吸完全依赖气管套管或者造口；㉒喉或者气管损伤导致静止状态下或者仅轻微活动即有呼吸困难；㉓同侧上、下颌骨完全缺损；㉔一侧上颌骨或者下颌骨完全缺损，伴颜面部软组织损伤＞30cm^2；㉕舌缺损＞全舌的 2/3；㉖一侧全肺切除并胸廓成形术；㉗一侧胸廓成形术，肋骨切除 6 根以上；㉘一侧全肺切除并隆凸切除成形术；㉙一侧全肺切除并大血管重建术；㉚Ⅲ度房室传导阻滞；㉛肝切除 2/3，并肝功能中度损害；㉜胰次全切除，胰岛素依赖；㉝一侧肾切除，对侧肾功能不全失代偿期；㉞双侧输尿管狭窄，肾功能不全失代偿期；㉟永久性输尿管腹壁造瘘；㊱膀胱全切除；㊲尘肺三期；㊳尘肺二期伴肺功能中度损伤和（或）中度低氧血症；㊴尘肺二期合并活动性肺结核；㊵放射性肺炎后两叶肺纤维化，伴肺功能中度损伤和（或）中度低氧血症；㊶粒细胞缺乏症；㊷再生障碍性贫血；㊸职业性慢性白血病；㊹中毒性血液病，骨髓增生异常综合征；㊺中毒性血液病，严重出血或者血小板计数≤20×10^9/L；㊻砷性皮肤癌；㊼放射性皮肤癌。

4. 四级

（1）定级原则：器官严重缺损或者畸形，有严重功能障碍或者并发症，存在特殊医疗依赖，或者部分生活自理障碍或者无生活自理障碍。

（2）四级条款系列：凡符合（1）或者下列条款之一者均为工伤四级。①中度智能损伤；②重度癫痫；③精神病性症状，经系统治疗 1 年后仍缺乏社交能力者；④单肢瘫肌力≤2 级；⑤双手部分肌瘫肌力≤2 级；⑥脑脊液漏伴有颅底骨缺损不能修复或者反复手术失败；⑦面部中度毁容；⑧全身瘢痕面积≥60%，四肢大关节中一个关节活动功能受限；⑨面部瘢痕或者植皮≥1/2 并有轻度毁容；⑩双拇指完全缺失或者功能完全丧失；⑪一侧手功能完全丧失，另一手部分功能丧失；

⑫一侧肘上缺失；⑬一侧膝以下缺失，另一侧前足缺失；⑭一侧膝以上缺失；⑮一侧踝以下缺失，另一足畸形行走困难；⑯一眼有或者无光感，另一眼矫正视力＜0.2 或者视野≤32%（或者半径≤20°）；⑰一眼矫正视力＜0.05，另一眼矫正视力≤0.1；⑱双眼矫正视力＜0.1 或者视野≤32%（或者半径≤20°）；⑲双耳听力损失≥91dB HL；⑳牙关紧闭或者因食管狭窄只能进流食；㉑一侧上颌骨缺损 1/2，伴颜面部软组织损伤＞20cm²；㉒下颌骨缺损长 6cm 以上的区段，伴口腔、颜面部软组织损伤＞20cm²；㉓双侧颞下颌关节骨性强直，完全不能张口；㉔面颊部洞穿性缺损＞20cm²；㉕双侧完全性面瘫；㉖一侧全肺切除术；㉗双侧肺叶切除术；㉘肺叶切除后并胸廓成形术后；㉙肺叶切除并隆凸切除成形术后；㉚一侧肺移植术；㉛心瓣膜置换术后；㉜心功能不全，Ⅱ级；㉝食管重建术后吻合口狭窄，仅能进流食者；㉞全胃切除；㉟胰头、十二指肠切除；㊱小肠切除 3/4；㊲小肠切除 2/3，包括回盲部切除；㊳全结肠、直肠、肛门切除，回肠造瘘；㊴外伤后肛门排便重度障碍或者失禁；㊵肝切除 2/3；㊶肝切除 1/2，肝功能轻度损害；㊷胆道损伤致肝功能中度损害；㊸甲状旁腺功能重度损害；㊹肾修补术后，肾功能不全失代偿期；㊺输尿管修补术后，肾功能不全失代偿期；㊻永久性膀胱造瘘；㊼重度排尿障碍；㊽神经原性膀胱，残余尿≥50mL；㊾双侧肾上腺缺损；㊿尘肺二期；㉑尘肺一期伴肺功能中度损伤和（或）中度低氧血症；㉒尘肺一期伴活动性肺结核；㉓病态窦房结综合征（需安装起搏器者）；㉔放射性损伤致肾上腺皮质功能明显减退；㉕放射性损伤致免疫功能明显减退。

5. 五级

（1）定级原则：器官大部缺损或者明显畸形，有较重功能障碍或者并发症，存在一般医疗依赖，无生活自理障碍。

（2）五级条款系列：凡符合（1）或者下列条款之一者均为工伤五级。①四肢瘫肌力 4 级；②单肢瘫肌力 3 级；③双手部分肌瘫肌力 3 级；④一手全肌瘫肌力≤2 级；⑤双足全肌瘫肌力 3 级；⑥完全运动性失语；⑦具有完全性失用、失写、失读、失认等一项者；⑧具有不完全性失用、失写、失读、失认等多项者；⑨全身瘢痕占体表面积≥50%，并有关节活动功能受限；⑩面部瘢痕或者植皮≥1/3 并有毁容标准中的一项；⑪脊柱骨折后遗 30°以上侧弯或者后凸畸形，伴严重根性神经痛；⑫一侧前臂缺失；⑬一手功能完全丧失；⑭肩、肘关节之一功能完全丧失；⑮一手拇指缺失，另一手除拇指外三指缺失；⑯一手拇指功能完全丧失，另一手除拇指外三指功能完全丧失；⑰双前足缺失或者双前足瘢痕畸形，功能完全丧失；⑱双跟骨足底软组织缺损瘢痕形成，反复破溃；⑲一髋（或者一膝）功能完全丧失；⑳四肢大关节之一人工关节术后遗留重度功能障碍；㉑一侧膝以下缺失；㉒第Ⅲ对脑神经麻痹；㉓双眼外伤性青光眼术后，需用药物控制眼压者；㉔一眼有或无光感，另一眼矫正视力≤0.3或者视野≤40%（或者半径≤25°）；㉕一眼矫正视力＜0.05，另一眼矫正视力≤0.2；㉖一眼矫正视力＜0.1，另一眼矫正视力为0.1；㉗双眼视野≤40%（或者半径≤25°）；㉘双耳听力损失≥81dB HL；㉙喉或者气管损伤导致一般活动及从事较轻松工作时有呼吸困难；㉚吞咽困难，仅能进半流食；㉛双侧喉返神经损伤，喉保护功能丧失致饮食呛咳、误吸；㉜一侧上颌骨缺损＞1/4，但＜1/2，伴软组织损伤＞10cm^2，但＜20cm^2；㉝下颌骨缺损4cm以上的区段，伴口腔、颜面部软组织损伤＞10cm^2；㉞一侧完全面瘫，另一侧不完全面瘫；㉟双肺叶切除术；㊱肺叶切除术并大血管重建术；㊲隆凸切除成形术；㊳食管重建术后吻合口狭窄，仅能进半流食者；㊴食管气管或者支气管瘘；㊵食管胸膜瘘；㊶胃切除3/4；㊷小肠切除2/3，包括回肠大部分；㊸肛门、直肠、结肠部分切除，结肠造瘘；㊹肝切除1/2；㊺胰切除2/3；㊻甲状腺功能重度损害；㊼一侧肾切除，对侧肾功能不全代偿期；㊽一侧输尿管狭窄，肾功能不全代偿期；㊾尿道瘘不能修复者；㊿两侧睾丸、附睾缺损；㉑放射性损伤致生殖功能重度损伤；㉒阴茎全缺损；㉓双侧卵巢切除；㉔阴道闭锁；㉕会阴部瘢痕挛缩伴有阴道、尿道或肛门狭窄；㉖肺功能中度损伤或者中度低氧血症；㉗莫氏Ⅱ型Ⅱ度房室传导阻滞；㉘病态窦房结综合征（不需安装起搏器者）；㉙中毒性血液病，血小板减少（≤40×10^9/L）并有出血倾向；㉚中毒性血液病，白细胞含量持续＜3×10^9/L（3000/mm^3）或者粒细胞含量＜1.5×10^9/L（1500/mm^3）；㉛慢性中度中毒性肝病；㉜肾功能不全失代偿期，内生肌酐清除率持续＜50m/min，或者血浆肌酐水平持续＞177μmol/L（2mg/dL）；㉝放射性损伤致睾丸萎缩；㉞慢性重度磷中毒；㉟重度手臂振动病。

6. 六级

（1）定级原则：器官大部缺损或者明显畸形，有中度功能障碍或者并发症，存在一般医疗依赖，无生活自理障碍。

（2）六级条款系列：凡符合（1）或者下列条款之一者均为工伤六级。①癫痫中度；②轻度智能损伤；③精神病性症状，经系统治疗 1 年后仍影响职业劳动能力者；④三肢瘫肌力 4 级；⑤截瘫双下肢肌力 4 级伴轻度排尿障碍；⑥双手全肌瘫肌力 4 级；⑦一手全肌瘫肌力 3 级；⑧双足部分肌瘫肌力≤2 级；⑨单足全肌瘫肌力≤2 级；⑩轻度非肢体瘫运动障碍；⑪不完全性感觉性失语；⑫面部重度异物色素沉着或者脱失；⑬面部瘢痕或者植皮≥1/3；⑭全身瘢痕面积≥40%；⑮撕脱伤后头皮缺失 1/5 以上；⑯一手一拇指完全缺失，连同另一手非拇指二指缺失；⑰一拇指功能完全丧失，另一手除拇指外有二指功能完全丧失；⑱一手三指（含拇指）缺失；⑲除拇指外其余四指缺失或者功能完全丧失；⑳一侧踝以下缺失；或者踝关节畸形，功能完全丧失；㉑下肢骨折成角畸形>15°，并有肢体短缩 4cm 以上；㉒一前足缺失，另一足仅残留踇趾；㉓一前足缺失，另一足除踇趾外，2～5 趾畸形，功能完全丧失；㉔一足功能完全丧失，另一足部分功能丧失；㉕一髋或者一膝关节功能重度障碍；㉖单侧跟骨足底软组织缺损瘢痕形成，反复破溃；㉗一侧眼球摘除；或者一侧眼球明显萎缩，无光感；㉘一眼有或无光感，另一眼矫正视力≥0.4；㉙一眼矫正视力≤0.05，另一眼矫正视力≥0.3；㉚一眼矫正视力≤0.1，另一眼矫正视力≥0.2；㉛双眼矫正视力≤0.2，或者视野≤48%（或者半径≤30°）；㉜第Ⅳ或第Ⅵ对脑神经麻痹，或者眼外肌损伤致复视者；㉝双耳听力损失≥71dB；㉞双侧前庭功能丧失，睁眼行走困难，不能并足站立；㉟单侧或者双侧颞下颌关节强直，张口困难Ⅲ度；㊱一侧上颌骨缺损 1/4，伴口腔颜面部软组织损伤>10cm^2；㊲面部软组织缺损>20cm^2，伴发涎瘘；㊳舌缺损>舌的 1/3，但<舌的 2/3；㊴双侧颧骨并颧弓骨折，伴有开口困难Ⅱ度以上及颜面部畸形，经手术复位者；㊵双侧下颌骨髁状突颈部骨折，伴有开口困难Ⅱ度以上及咬合关系改变，经手术治疗者；㊶一侧完全性面瘫；㊷肺叶切除并肺段或者楔形切除术；㊸肺叶切除并支气管成形术后；㊹支气管（或气管）胸膜瘘；㊺冠状动脉旁路移植术；㊻大血管重建术；㊼胃切除 2/3；㊽小肠切除 1/2，包括回盲部；㊾肛门外伤后排便轻度障碍或者失禁；㊿肝切除 1/3；㉛胆道损伤致肝功能轻度损伤；㉜腹壁缺损面积≥腹壁的 1/4；㉝胰切除 1/2；㉞甲状腺功能中度损害；㉟甲状旁腺功能中度损害；㊱肾损伤性高血压；㊲尿道狭窄经系统治疗 1 年后仍需定期行扩张术；㊳膀胱部分切除合并轻度排尿障碍；㊴两侧睾丸创伤后萎缩，血睾酮低于正常值；㊵放射性损伤致生殖功能轻度损伤；㊶双侧输精管缺损，不能修复；㊷阴茎部分缺损；㊸女性双侧乳房切除或者严重瘢痕畸形；㊹子宫切除；㊺双侧输卵管切除；㊻尘肺一期伴肺功能轻度损伤和（或）

轻度低氧血症；㊻放射性肺炎后肺纤维化（＜两叶），伴肺功能轻度损伤和（或）轻度低氧血症；㊽其他职业性肺部疾患，伴肺功能轻度损伤；㊾白血病完全缓解；⑰中毒性肾病，持续性低分子蛋白尿伴白蛋白尿；㉛中毒性肾病，肾小管浓缩功能减退；㊲放射性损伤致肾上腺皮质功能轻度减退；㊳放射性损伤致甲状腺功能低下；㊴减压性骨坏死Ⅲ期；㊵中度手臂振动病；㊶氟及其无机化合物中毒达到慢性重度中毒。

7. 七级

（1）定级原则：器官大部缺损或者畸形，有轻度功能障碍或者并发症，存在一般医疗依赖，无生活自理障碍。

（2）七级条款系列：凡符合（1）或者下列条款之一者均为工伤七级。①偏瘫肌力4级；②截瘫肌力4级；③单手部分肌瘫肌力3级；④双足部分肌瘫肌力3级；⑤单足全肌瘫肌力3级；⑥中毒性周围神经病致深感觉障碍；⑦人格改变或者边缘智能，经系统治疗1年后仍存在明显社会功能受损者；⑧不完全性运动性失语；⑨具有不完全性失用、失写、失读和失认等一项者；⑩符合重度毁容标准中的两项者；⑪烧伤后颅骨全层缺损≥30cm^2，或者在硬脑膜上植皮面积≥10cm^2；⑫颈部瘢痕挛缩，影响颈部活动；⑬全身瘢痕面积≥30％；⑭面部瘢痕、异物或者植皮伴色素改变占面部10％以上；⑮骨盆骨折内固定术后，骨盆环不稳定，骶髂关节分离；⑯一手除拇指外，其他2～3指（含食指）近侧指间关节离断；⑰一手除拇指外，其他2～3指（含食指）近侧指间关节功能完全丧失；⑱肩、肘关节之一损伤后遗留关节重度功能障碍；⑲一腕关节功能完全丧失；⑳一足1～5趾缺失；㉑一前足缺失；㉒四肢大关节之一人工关节术后，基本能生活自理；㉓四肢大关节之一关节内骨折导致创伤性关节炎，遗留中重度功能障碍；㉔下肢伤后短缩＞2cm，但≤4cm者；㉕膝关节韧带损伤术后关节不稳定，伸屈功能正常者；㉖一眼有或无光感，另一眼矫正视力≥0.8；㉗一眼有或无光感，另一眼各种客观检查正常；㉘一眼矫正视力≤0.05，另一眼矫正视力≥0.6；㉙一眼矫正视力≤0.1，另一眼矫正视力≥0.4；㉚双眼矫正视力≤0.3或者视野≤64％（或者半径≤40°）；㉛单眼外伤性青光眼术后，需用药物控制眼压者；㉜双耳听力损失≥56dB；㉝咽成形术后，咽下运动不正常；㉞牙槽骨损伤长度≥8cm，牙齿脱落10个及以上；㉟单侧颧骨并颧弓骨折，伴有开口困难Ⅱ度以上及颜面部畸形，经手术复位者；㊱双侧不完全性面瘫；㊲肺叶切除术；㊳限局性脓胸行部分胸廓成形术；㊴气管部分切除术；㊵食管重建术后伴反流性食管炎；㊶食管外伤或者成形术后咽下运动异常；㊷胃切除 1/2；㊸小肠切除 1/2；㊹结肠大部分切除；㊺肝切除 1/4；㊻胆道损伤，胆肠吻合术后；㊼脾切除；㊽胰切除 1/3；㊾女性两侧乳房部分缺损；㊿一侧肾切除；51膀胱部分切除；52轻度排尿障碍；53阴道狭窄；54尘肺一期，肺功能正常；55放射性肺炎后肺纤维化（<两叶），肺功能正常；56轻度低氧血症；57心功能不全，Ⅰ级；58再生障碍性贫血完全缓解；59白细胞减少症，计数持续 $< 4 \times 10^9$/L（4000/mm³）；60中性粒细胞减少症，计数持续 $< 2 \times 10^9$/L（2000/mm³）；61慢性轻度中毒性肝病；62肾功能不全代偿期，内生肌酐清除率 < 70mL/min；63三度牙酸蚀病。

8. 八级

（1）定级原则：器官部分缺损，形态异常，轻度功能障碍，存在一般医疗依赖，无生活自理障碍。

（2）八级条款系列：凡符合（1）或者下列条款之一者均为工伤八级。①单肢体瘫肌力 4 级；②单手全肌瘫肌力 4 级；③双手部分肌瘫肌力 4 级；④双足部分肌瘫肌力 4 级；⑤单足部分肌瘫肌力 ≤ 3 级；⑥脑叶部分切除术后；⑦符合重度毁容标准中的一项者；⑧面部烧伤植皮 ≥ 1/5；⑨面部轻度异物沉着或者色素脱失；⑩双侧耳郭部分或者一侧耳郭大部分缺损；⑪全身瘢痕面积 ≥ 20%；⑫一侧或者双侧眼睑明显缺损；⑬脊椎压缩性骨折，椎体前缘高度减少 1/2 以上或者脊椎不稳定性骨折；⑭3 个及以上节段脊柱内固定术；⑮一手除拇指、食指外，有两指近侧指间关节离断；⑯一手除拇指、食指外，有两指近侧指间关节功能完全丧失；⑰一拇指指间关节离断；⑱一拇指指间关节畸形，功能完全丧失；⑲一足踇趾缺失，另一足非踇趾一趾缺失；⑳一足踇趾畸形，功能完全丧失，另一足非踇趾一趾畸形；21一足除踇趾外，其他三趾缺失；22一足除踇趾外，其他四趾瘢痕畸形，功能完全丧失；23因开放性骨折感染形成慢性骨髓炎，反复发作者；24四肢大关节之一关节内骨折导致创伤性关节炎，遗留轻度功能障碍；25急性放射皮肤损伤Ⅳ度及慢性放射性皮肤损伤手术治疗后影响肢体功能；26放射性皮肤溃疡经久不愈者；27一眼矫正视力 ≤ 0.2，另一眼矫正视力 ≥ 0.5；28双眼矫正视力为 0.4；29双眼视野 ≤ 80%（或者半径 ≤ 50°）；30一侧或者双侧睑外翻或者睑闭合不全者；31上睑下垂盖及瞳孔 1/3 者；32睑球粘连影响眼球转动者；33外伤性青光眼行抗青光眼手术后眼压控制正常者；34双耳听力损失 ≥ 41dB 或者一耳听力损失≥91dB；㉟喉或气管损伤导致体力劳动时有呼吸困难；㊱喉源性损伤导致发声及言语困难；㊲牙槽骨损伤长度≥6cm，牙齿脱落8个及以上者；㊳舌缺损＜舌的1/3；㊴双侧鼻腔或者鼻咽部闭锁；㊵双侧颞下颌关节强直，张口困难Ⅱ度；㊶上、下颌骨骨折，经牵引、固定治疗后有功能障碍者；㊷双侧颧骨并颧弓骨折，无开口困难，颜面部凹陷畸形不明显，不需手术复位；㊸肺段切除术；㊹支气管成形术；㊺双侧≥3根肋骨骨折致胸廓畸形；㊻膈肌破裂修补术后，伴膈神经麻痹；㊼心脏、大血管修补术；㊽心脏异物滞留或者异物摘除术；㊾肺功能轻度损伤；㊿食管重建术后，进食正常者；㉛胃部分切除；㉜小肠部分切除；㉝结肠部分切除；㉞肝部分切除；㉟腹壁缺损面积＜腹壁的1/4；㊱脾部分切除；㊲胰部分切除；㊳甲状腺功能轻度损害；㊴甲状旁腺功能轻度损害；㊵尿道修补术；㊶一侧睾丸、附睾切除；㊷一侧输精管缺损，不能修复；㊸脊髓和周围神经损伤，或者盆腔、会阴手术后遗留性功能障碍；㊹一侧肾上腺缺损；㊺单侧输卵管切除；㊻单侧卵巢切除；㊼女性单侧乳房切除或者严重瘢痕畸形；㊽其他职业性肺疾病，肺功能正常；㊾中毒性肾病，持续低分子蛋白尿；㊿慢性中度磷中毒；㉛氟及其无机化合物中毒达到慢性中度中毒；㉜减压性骨坏死Ⅱ期；㉝轻度手臂振动病；㉞二度牙酸蚀。

9. 九级

（1）定级原则：器官部分缺损，形态异常，轻度功能障碍，无医疗依赖或者存在一般医疗依赖，无生活自理障碍。

（2）九级条款系列：凡符合（1）或者下列条款之一者均为工伤九级。①癫痫轻度；②中毒性周围神经病致浅感觉障碍；③脑挫裂伤无功能障碍；④开颅手术后无功能障碍；⑤颅内异物无功能障碍；⑥颈部外伤致颈总、颈内动脉狭窄，支架置入或者血管搭桥手术后无功能障碍；⑦符合中度毁容标准中的两项或者轻度毁容者；⑧发际边缘瘢痕性秃发或者其他部位秃发，需戴假发者；⑨全身瘢痕占体表面积≥5%；⑩面部有≥8cm²或者3处以上≥1cm²的瘢痕；⑪两个以上横突骨折；⑫脊椎压缩性骨折，椎体前缘高度减少＜1/2者；⑬椎间盘髓核切除术后；⑭1～2节脊柱内固定术；⑮一拇指末节部分1/2缺失；⑯一手食指2～3节缺失；⑰一拇指指间关节僵直于功能位；⑱除拇指外，余3～4指末节缺失；⑲一足踇趾末节缺失；⑳除踇趾外其他二趾缺失或者瘢痕畸形，功能不全；㉑跖骨或者跗骨骨折影响足弓者；㉒外伤后膝关节半月板切除、髌骨切除、膝关节交叉韧带修补术后；㉓四肢长管状骨骨折内固定或者外固定支架术后；㉔髌骨、跟骨、距骨、下颌骨或者骨盆骨折内固定术后；㉕第Ⅴ对脑神经眼支麻痹；㉖眶壁骨折致眼球内陷、两眼球突出度相差＞2mm或者错位变形影响外观者；㉗一眼矫正视力≤0.3，另一眼矫正视力＞0.6；㉘双眼矫正视力为0.5；㉙泪器损伤，手术无法改进溢泪者；㉚双耳听力损失≥31dB或者一耳损失≥71dB；㉛喉源性损伤导致发声及言语不畅；㉜铬鼻病有医疗依赖；㉝牙槽骨损伤长度＞4cm，牙脱落4个及以上；㉞上、下颌骨骨折，经牵引、固定治疗后无功能障碍者；㉟一侧下颌骨髁状突颈部骨折；㊱一侧颧骨并颧弓骨折；㊲肺内异物滞留或者异物摘除术；㊳限局性脓胸行胸膜剥脱术；㊴胆囊切除；㊵一侧卵巢部分切除；㊶乳腺成形术；㊷胸、腹腔脏器探查术或者修补术后。

10. 十级

（1）定级原则：器官部分缺损，形态异常，无功能障碍或者轻度功能障碍，无医疗依赖或者存在一般医疗依赖，无生活自理障碍。

（2）十级条款系列：凡符合（1）或者下列条款之一者均为工伤十级。①符合中度毁容标准中的一项者；②面部有瘢痕、植皮、异物色素沉着或者脱失＞2cm²；③全身瘢痕面积＜5%，但≥1%；④急性外伤导致椎间盘髓核突出，并伴神经刺激征者；⑤一手指除拇指外，任何一指远侧指间关节离断或者功能丧失；⑥指端植皮术后（增生性瘢痕1cm²以上）；⑦手背植皮面积＞50cm²，并有明显瘢痕；⑧手掌、足掌植皮面积＞30%者；⑨除踇趾外，任何一趾末节缺失；⑩足背植皮面积＞100cm²；⑪膝关节半月板损伤、膝关节交叉韧带损伤未做手术者；⑫身体各部位骨折愈合后无功能障碍或者轻度功能障碍；⑬四肢大关节肌腱及韧带撕裂伤后遗留轻度功能障碍；⑭一手或者两手慢性放射性皮肤损伤Ⅱ度及以上者；⑮一眼矫正视力≤0.5，另一眼矫正视力≥0.8；⑯双眼矫正视力≤0.8；⑰一侧或双侧睑外翻或者睑闭合不全行成形手术后矫正者；⑱上睑下垂盖及瞳孔1/3行成形手术后矫正者；⑲睑球粘连影响眼球转动行成形手术后矫正者；⑳职业性及外伤性白内障术后人工晶状体眼，矫正视力正常者；㉑职业性及外伤性白内障Ⅰ～Ⅱ度（或者轻度、中度），矫正视力正常者；㉒晶状体部分脱位；㉓眶内异物未取出者；㉔眼球内异物未取出者；㉕外伤性瞳孔放大；㉖角巩膜穿通伤治愈者；㉗双耳听力损失≥26dB，或者一耳听力损失≥56dB；㉘双侧前庭功能丧失，闭眼不能并足站立；㉙铬鼻病（无症状者）；㉚嗅觉丧失；㉛除智齿外，切牙脱落1个以上或者其他牙齿脱落2个以上；㉜一侧颞下颌关节强直，张口困难Ⅰ度；㉝鼻窦或者面颊部有异物未取出；㉞单侧鼻腔或者鼻孔闭锁；㉟鼻中隔穿孔；㊱一侧不完全性面瘫；㊲血、气胸行单纯闭式引流术后，胸膜粘连增厚；㊳腹腔脏器挫裂伤保守治疗后；㊴乳腺修补术后；㊵放射性损伤致免疫功能轻度减退；㊶慢性轻度磷中毒；㊷氟及其无机化合物中毒达到慢性轻度中毒；㊸井下工人滑囊炎；㊹减压性骨坏死Ⅰ期；㊺一度牙酸蚀病；㊻职业性皮肤病久治不愈。

后 记

人体受伤在所难免。一旦受伤，如何快速愈合是医学家需要解决的难题。

为了普及和推广教育部视频公开课"妙手金刀——人体外伤的救治与康复"，我们编写了本书。编写过程中先后得到了付小兵院士和夏照帆院士的悉心指导，得到了我的导师罗成群和陈道瑾两位教授的鼎力支持，得到了首都医科大学附属北京天坛医院、中南大学湘雅三医院、湘雅医院、湘雅二医院和湖南娄底市第一人民医院及宁乡市人民医院的资源支撑，得到了团队成员熊武、刘进言、胡丰、王少华、陈佳、韩笑、房圆、刘睿、廖俊琳、汪阳、彭程、陈孜孜、韩朝飞及科室成员尹朝奇副教授的热心帮助，得到了康复医学谢慧清副教授的专业修改，在此一并感谢。

本书学科跨度大，囊括了外科学和康复学的内容，由于编者专业知识有限，书中不当之处在所难免，恳请读者海涵和批评指正，以便再版时更正。

周建大
2019年9月

更多视频资源获取，欢迎访问

http://c.open.163.com/mob/video.htm?plid=MAPPNUL7A&mid=MAQLUM0J9